Anaesthesiology and Resuscitation
Anaesthesiologie und Wiederbelebung
Anesthésiologie et Réanimation

43

Editores

Prof. Dr. R. Frey, Mainz · Dr. F. Kern, St. Gallen
Prof. Dr. O. Mayrhofer, Wien

K. Eyrich

Die Klinik des Wundstarrkrampfes
im Lichte
neuzeitlicher Behandlungsmethoden

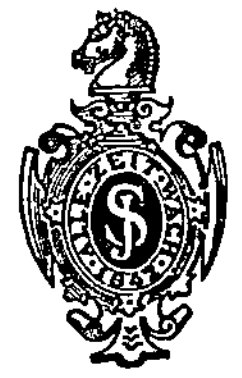

Springer-Verlag Berlin Heidelberg New York 1969

ISBN-13: 978-3-540-04415-4   e-ISBN-13: 978-3-642-46153-8
DOI: 10.1007/978-3-642-46153-8

Titel-Nr. 7399

Vorwort

Der ausgebrochene Wundstarrkrampf hat nach wie vor eine äußerst ernste Prognose. Obwohl die aktive Immunisierung einen zuverlässigen Schutz gewähren könnte, muß man in der BRD auch weiterhin mit schweren Tetanusfällen rechnen, da ein Impfzwang für diese nicht übertragbare Krankheit weder besteht noch in Aussicht genommen ist.

Aufgrund eines großen, überwiegend landwirtschaftlichen Einzugsgebietes verfügt die Freiburger Klinik über reiche Erfahrungen in der Behandlung des schweren Tetanus, die in dieser Schrift niedergelegt sind. Die Prinzipien der Tetanusbehandlung sind von grundsätzlicher Bedeutung, da der Wundstarrkrampf ein Musterbeispiel der sog. Intensivtherapie darstellt; steht doch die Erhaltung der Vitalfunktionen hier ganz im Vordergrund. Darüber hinaus hat der Autor in eigenen Untersuchungen die Beteiligung der Skelettmuskulatur am Krankheitsbild aufgezeigt. Man muß aus diesen und anderen Beobachtungen den Schluß ziehen, daß nicht alleine die Krämpfe zum Tode führen, sondern daß der schwere Tetanus als Intoxikation des Gesamtorganismus aufzufassen ist, die – auch ohne akute Asphyxie – tödlich ausgehen kann. Solange es keine wirksame spezifische Therapie gibt, müssen alle ärztlichen, pflegerischen und organisatorischen Bemühungen darauf gerichtet sein, die Überlebenschancen des Tetanuskranken zu verbessern. – In diesem Sinne wünsche ich der Monographie meines langjährigen Mitarbeiters K. Eyrich die verdiente Verbreitung.

Freiburg, Juli 1969

K. WIEMERS

Direktor des Instituts für Anaesthesiologie
der Universitätskliniken Freiburg i. Br.

Inhaltsverzeichnis

I. Einführung

Der Name Tetanus läßt sich aus der griechischen Sprache ableiten; τετανός kommt von τείνω, das spannen, anspannen, sich strecken bedeutet.

Im „Papyrus Edwin Smith" findet sich die erste bekannte Beschreibung der Symptomatik: . . . die Stirn ist feucht von Schweiß, die Stränge seines Nackens sind ausgestreckt, sein Gesicht ist gerötet, Zähne und Rücken schmerzen . . . sein Mund ist gebunden, seine Augenbrauen sind krampfartig verzogen, sein Gesicht ist wie wenn es weint.

Der Begriff des „sardonischen Lachens", des für Tetanus fast pathognomonischen Risus sardonicus, ist, wenn auch in anderem Zusammenhang, bei Homer zu finden (Odyssee, XX. Gesang, Vers 300–302):

. . . Ὀδυσσεὺς | . . . μείδησε δὲ θυμῷ | σαρδάνιον μάλα τοῖον . . .[1]

Der Ausdruck kann auf eine giftige Pflanze Sardiniens (ein Hahnenfußgewächs – „Sardonica herba") zurückgeführt werden, deren Genuß den Tod unter gräßlichem Lachen und heftigen Zuckungen herbeizuführen vermag.

Daß es sich beim Wundstarrkrampf um eine Infektionskrankheit handelt, hat NICOLAIER 1884 nachgewiesen, als er Tiere mit im Erdboden vorkommenden Bakterien infizierte. CARLE u. RATTONE (1884) und ROSENBACH (1886) gelang die Krankheitsübertragung, und wenig später konnten die Bazillen in Reinkultur gezüchtet werden (KITASATO, 1889; TIZZONI u. CATTANI, 1890; BABES u. PUSCARIN, 1890). TIZZONI u. CATTANI (1890) isolierten wie FABER (1890) ein Toxin und charakterisierten es als ein auf Nervengewebe wirkendes „Enzym". Mit der Entwicklung eines Tetanus-Antitoxins durch v. BEHRING u. KITASATO (1890) nahmen spezifische Therapieversuche ihren Anfang.

Eine Infektionsmöglichkeit besteht fast überall. In bisher noch nicht betretenen Urwaldgebieten Nordamerikas wurde Clostridium tetani ebenso gefunden (ROSTOCK, 1940) wie auf Meeresboden (TZAMALUKAS, 1955) und in Bergwerken (ANDREESEN, 1956).

Die Erreger des Wundstarrkrampfes sind grampositive, anaerob wachsende sporenbildende Stäbchen, von denen mehrere Arten bekannt sind (u. a. BRUCE, 1920/21; BOYD, 1946; SCHMIDT, 1952; SMITH, 1964; BLATTNER, 1965; NISHIDA, 1966). Alte Bazillen können die Gramfestigkeit verlieren.

---

[1] Übersetzung J. H. Voss: Odysseus barg mit schrecklichem Lächeln seinen Zorn . . .; Übersetzung Th. v. Scheffer: Odysseus lachte in höhnischem Ingrimm tief im Herzen . . .

Während die Züchtung auch unter aeroben Bedingungen gelingen kann
(CARBONE u. PERRERO, 1895; D'ANTONA, 1952), wird Toxin nur in anaero-
bem Milieu produziert. Das Bazillenwachstum sistiert im allgemeinen in
vitro bei einem pO_2 von 5 mmHg (MAYRHOFER et al., 1964); der normale
Gewebs-pO_2 liegt bei etwa 30 mmHg.
Die unterschiedliche Bevorzugung einzelner Landstriche versuchten LOEWE
(1932) geologisch-chemisch und WELLER (1948) durch verschiedene
Porengröße des Bodens (sog. hydro-pedologische Theorie) zu erklären.
Eine Parallelität zwischen Erregerhäufigkeit im Boden und Morbidität
besteht sicher (MATVEEV u. SERGEEVA, 1965), im Gegensatz zu Naturdung
verringert eine Bodenkultivierung mit Kunstdünger die Tetanusgefähr-
dung (SCHMIDT, 1938; ROSTOCK, 1940).
Mehrere Toxine sind bekannt (s. b. REGAMEY, 1966): Tetanospasmin, ein
Neurotoxin, das Krämpfe auslösen kann, wird nach Aufhören des Bazillen-
wachstums durch Zerfall der Bakterien in größeren Mengen freigesetzt; es
ist deutlich kälteempfindlich (u. a. COURMONT u. DOYON, 1898; MORGEN-
ROTH, 1900; COWLESS u. NELSON, 1947; ROWSON, 1955). Ein weiteres
Neurotoxin, dessen sonstige Eigenschaften wenig erforscht sind, führt
nicht zu Krämpfen. Tetanolysin, ein vermutlich kleineres Molekül, kann
sich an Erythrozyten anlagern und möglicherweise auch kardiotoxisch
wirksam werden. Es wird vorwiegend während der Bazillenwachstums-
periode, aber anscheinend nicht von allen Bakterienstämmen gebildet.
Zu anderen Hämolysinen (z. B. von Clostridium Welchii, Clostridium
oedematiens und Streptolysin 0) bestehen Beziehungen (Antigenverwandt-
schaft, Sauerstoffempfindlichkeit, rasche Inaktivierung [WILLIS, 1964]).
PILLEMER et al. (1946) identifizierten als Tetanustoxin ein Protein mit
einem Molekulargewicht von etwa 67 000. Mit anderer Methode (Fraktio-
nierung mit Sephadex-Gel) stellten SALENSTEDT u. TIRUNARAYANAN 1966
eine Molekülgröße von über 200 000 fest. Es war naheliegend, diesen Befund
als Aggregationsform des Nativtoxins zu deuten. Man weiß, daß dasselbe
Toxin verschiedene Aggregationen zu bilden vermag, damit seine Toxizität
verändert und anscheinend auch seine Bindungsfähigkeit für Antitoxin
(PILLEMER u. MOORE, 1948; TURPIN u. RAYNAUD, 1959; REGAMEY, 1966).
ILLUBOVICH (1961/62) hatte signifikante Unterschiede in Toxinproduktion, Vermehrung, Toxizität und antigener Struktur der produziertenToxine
festgestellt, und auch HARDEGREE u. WANNAMAKER (1965) fanden bei
Untersuchungen an neun verschiedenen Stämmen, daß die Erreger ein
zwar gleich wirksames, aber nicht völlig identisches Tetanospasmin pro-
duzierten. Möglicherweise liegt hier die Erklärung für die Schwankungen
der Erkrankungshäufigkeit und der Toxizität des Erregers auch in derselben
Gegend (VERONESI, 1956; ANDERSEN u. NAVARATNE, 1958), als deren
Ursache WEISER u. BÜNTE 1965 sowie BYTCHENKO 1966 Virulenzänderungen
diskutierten.

II. Krankheitsverlauf

Der Wundstarrkrampf tritt immer als Folge einer Verletzung auf, wobei Art, Ausdehnung und Lokalisation der Wunde den späteren Verlauf nach heutigen Erfahrungen nicht beeinflussen (WAGNER, GMYREK u. GEIKLER, 1961; RUILE u. SALZMANN, 1964; RÜGHEIMER, 1966). Keineswegs führen alle mit dem Erreger behafteten Wunden zu einer Erkrankung (RATHCKE, 1940; MÜLLER, 1954; ECKSTEIN, 1962); verschmutzte Verletzungen sind aber immer infektionsverdächtig (u. a. KOOTZ, 1963). Häufige Eintrittspforten bilden Extremitätenverletzungen (CREECH, GLOVER u. OCHSNER, 1957; WEISER u. BÜNTE, 1965).

Die Erreger oder deren Sporen bleiben im Wundgebiet, bis sie – möglicherweise lange Zeit nach einer Verletzung (z. B. bei operativer Revision fremdkörperhaltigen Narbengewebes) – anfangen, sich zu vermehren und Toxin zu produzieren. Bis heute ist es noch nicht geklärt, ob nur von der Eintrittspforte her Toxin eingeschwemmt wird oder ob, vergleichbar einer Sepsis, eine bakterielle Aussaat stattfindet. Es gelang jedenfalls, bei Obduktionen die Erreger aus verschiedenen Organen zu isolieren (u. a. MAYER, 1937; PIRINGER, 1938).

Während der Zeitpunkt der Infektion oft mit dem Verletzungstermin identisch ist und damit bestimmt werden kann, bleibt der Beginn der Toxinproduktion unbekannt. Deshalb kann auch die *Inkubationszeit*, die BILLAUDELLE 1966 als Zeitspanne zwischen Aufnahme der Toxinproduktion durch die Erreger und Beginn klinischer Symptome definiert hat, nicht genau festgestellt werden; sie wird meist als Zeit zwischen Verletzung und Krankheitsbeginn angenommen.

Im Tierversuch ist die Inkubationszeit von der Toxinmenge abhängig (PILLEMER u. WARTMANN, 1947): 0,000013 γ Tetanustoxin waren ausreichend, um eine Maus von 15–20 g Gewicht nach einer Inkubationszeit von 30 Std 96 Std später sterben zu lassen, während die Gabe von 6,4 γ Tetanustoxin (das sind ungefähr 500000 Letaldosen für die Maus!) die Inkubationszeit auf 30 min verkürzte und den Tod 60 min später herbeiführte. Auch PELLOJA (1950) stellte eine lineare Beziehung zwischen Toxinmenge und Verlaufsschwere fest.

Beim Menschen beträgt die Inkubationszeit meist 14 $\pm$ 7 Tage; sie ist unabhängig von Art und Ort der Verletzung sowie vom Alter des Patienten. Kürzere Spannen sind nicht sehr häufig und führen meist zu schwerer Erkrankung, die bei langer Inkubationszeit zwar seltener, aber doch zu beobachten ist (VAKIL et al., 1964; eigene Beobachtungen). Eine über fünf Wochen hinausgehende Inkubationszeit legt den Verdacht auf eine spätere Infektion nahe.

Mit *Anlaufzeit* („period of onset", „onset-time" im englischen Schrifttum) bezeichnet man das Intervall zwischen ersten Krankheitssymptomen und Krampfbeginn. In der Regel mündet eine kurze Anlaufzeit in einen schweren Verlauf. VERONESI (1956) nahm an, daß bei einer Anlaufzeit unter 48 Std eine letale Toxindosis im Zentralnervensystem fixiert ist,

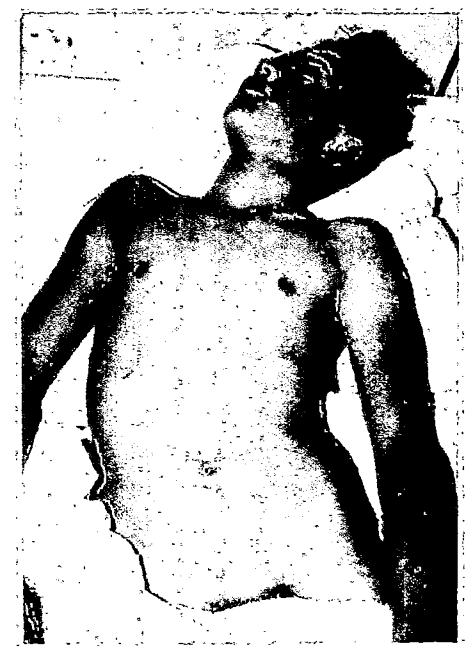

Abb. 1. 16jähriger Junge mit beginnendem Tetanus

was früher für den Patienten das Todesurteil bedeutete. VAKIL et al. (1964) setzten diese Grenze bei 36 Std.

Krankheitsbild: Abgeschlagenheit, allgemeine Unruhe, ziehende „rheumatische" Beschwerden in verschiedenen, häufig der Eintrittspforte benachbarten Muskelgebieten (von SONNTAG 1918 als *Aura tetanica* angegeben), starkes und unmotiviertes Schwitzen oder Kopfschmerzen sind erste noch uncharakteristische Zeichen eines beginnenden Tetanus, deren Fehldeutung Ursache ausgedehnter Irrwege der Patienten zu verschiedenen Ärzten und Kliniken sein kann (MULLAN u. DUBOWITZ, 1964). Schluckbeschwerden und Spannung im Rachen sind neben allgemeiner Hyperreflexie sicherere Hinweise. Der von buccal leicht tastbare *hart-*

gespannte Massetervorderrand und eine *Kieferklemme* erlauben die Diagnose eines beginnenden Tetanus.

Innerhalb von Stunden bis Tagen können weitere Symptome auftreten: Durch Kontraktur der Gesichtsmuskulatur entsteht der *Risus sardonicus*; der anfangs geringe allgemeine muskuläre Hypertonus steigert sich zu *brettharter Steifigkeit* besonders der Halsmuskulatur, der langen Rückenstrecker und der Bauchdecken. Die Extremitäten scheinen anfangs noch gut beweglich; beim Umhergehen fällt aber sofort ein spastischer Gang

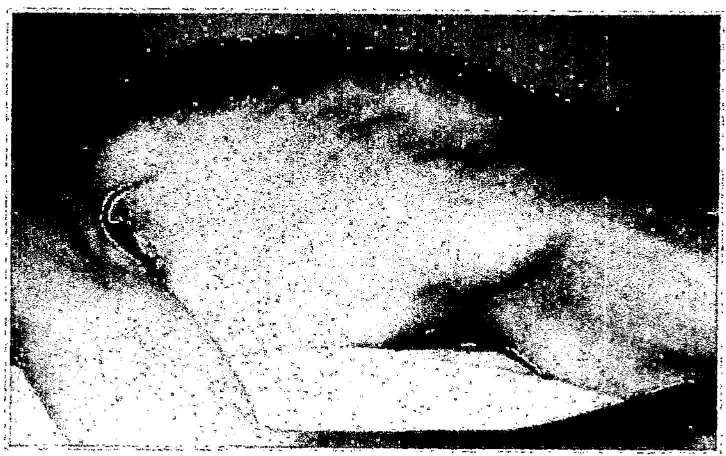

Abb. 2. 52jähriger Patient mit typischer Lordose

auf und die Unmöglichkeit, Stufen zu überwinden. Später liegt der wache, oftmals unruhige und ängstliche Patient „starr" im Bett und klagt über Spannungsgefühl in der Muskulatur sowie über Atemnot. Der Kopf kann nicht mehr angehoben werden *(Opisthotonus)*, und die Überspannung der Rückenstrecker verursacht eine erhebliche *Lordose* (Abb. 1 u. 2).

Treten zu diesem von einer „*Wunde*" ausgehenden, durch die „*Starre*" der Muskulatur geprägten Krankheitsbild „*Krämpfe*" hinzu, dann besteht das Vollbild des Tetanus, und nicht selten besiegelt bereits der erste Krampfanfall durch anoxisch bedingten Herzstillstand das Schicksal des Patienten, wenn er sich nicht zu diesem Zeitpunkt in der Obhut mit dieser Krankheit vertrauter Ärzte und Pflegekräfte befindet.

III. Krankheitseinteilung (Schweregrade)

Es gibt verschiedene Versuche, den Wundstarrkrampf nach *Schweregraden* einzuteilen (DEVENS u. SCHOSTOK, 1957; MOLLARET, 1959; GRIESSER, BARK u. MAYER, 1962; PATEL, MEHTA u. GOODLUCK, 1963; SAFAR u. KUNKEL, 1965). Zur Beurteilung der Ergebnisse einer Tetanusbehandlung mit Wundexcision, Antitoxin und Sedierung haben PATEL u. JOAG 1959 fünf Kriterien vorgeschlagen, die Erfahrungen an über 4500 Fällen auszuwerten erlaubten (PATEL, MEHTA u. GOODLUCK, 1963):

1. Vorhandensein einer Kieferklemme (Trismus)
2. Inkubationszeit von 7 Tagen oder weniger
3. Vorhandensein von Krämpfen
4. Anlaufzeit von 48 Std oder weniger
5. Höhere Rektal-Temperatur als 100° F (= 37,8° C) innerhalb der ersten 24 Std nach Klinikaufnahme.

Zeigt ein Patient alle fünf Symptome, wird er Schweregrad V zugeordnet; bestehen nur vier Symptome, gehört er Schweregrad IV an usw.

In Anlehnung an diese Einteilung ordnen MAYRHOFER, KUCHER u. CHOTT 1964 ihre Patienten nach Gesichtspunkten, die gleichzeitig die Prognose berücksichtigen:

1. Prodromalsymptomatik mit Kiefersperre
2. Rigor der Muskulatur und Krämpfe
3. Inkubationszeit 7 Tage oder weniger, Alter über 50 Jahre
4. Anlaufzeit 36 Std oder weniger, Alter über 60 Jahre
5. Hyperthermie über 38,5° C und Zwerchfellkrämpfe bei Aufnahme oder innerhalb der nächsten 24 Std, Alter über 70 Jahre.

Die Zuordnung erfolgt jeweils nach vorliegenden Punkten ebenfalls in Schweregrad I bis V.

Unsere Erfahrung, neben Inkubationszeit, Anlaufzeit, Alter und Zustand des Patienten zur Zeit der Krankenhausaufnahme auch therapeutische Maßnahmen berücksichtigen zu müssen, hat uns zu einer Eingruppierung veranlaßt, die weniger durch die Symptomatik als durch die erforderliche Therapie gesteuert wird:

Schweregrad I   *leichter Tetanus:* Muskelrigidität, besonders Trismus, Opisthotonus, Schluckbeschwerden
Therapie: Sedierung ausreichend

Schweregrad II *mittelschwerer Tetanus:* Erhebliche Muskelrigidität bis zur
                         Grenze der Ateminsuffizienz, leichte Krampfneigung
Therapie: Tracheotomie und Sedierung notwendig

Schweregrad III *schwerer Tetanus:* Starke Muskelregidität, Ateminsuffizienz,
                         generalisierte Krämpfe, Kreislauflabilität
Therapie: Tracheotomie, künstliche Beatmung unter Relaxation und
                         Sedierung, „Intensivtherapie"

Schweregrad III unserer Einteilung integriert in der Regel die Schweregrade III bis V der anderen Autoren, da höheres Alter zum Beispiel den
Zeitpunkt der Tracheotomie ebenso beeinflußt wie die frühere Anwendung
künstlicher Beatmung gegenüber jüngeren und leistungsfähigen Patienten.

IV. Skelettmuskelveränderungen bei Tetanus

1. Einführung

Die *Pathogenese* dieser eigenartigen Erkrankung ist bis heute noch nicht endgültig geklärt. Bezüglich der Wirkungsweise geht die Ansicht dahin, daß das Tetanustoxin im Gehirn- und Rückenmarksgewebe eine feste Bindung eingeht und dort physiologische Übertragungsmechanismen stört.

Hauptsächliche Stütze dieser Vorstellungen sind einmal die Feststellungen SHERRINGTONS (1905–1917), daß es nach Wegfall interneuronaler Hemmungsvorgänge während spinaler Reflexübertragungen zur Excitation kommt. BROOKS, CURTIS u. ECCLES (1957) fanden bei anaesthesierten Spinalkatzen unter Wirkung von Tetanustoxin ein Anwachsen der polysynaptischen Reflexe und lokalisierten den Angriffsort des Toxins in die Nähe der Synapsen zwischen spezifischen Interneuronen des Hemmsystems und den Motoneuronen. Durch Hemmung bzw. Ausfall dieses Funktionssystems entstehen überschießende Reaktionen an den Erfolgsorganen.

Zum anderen wird nach Untersuchungen der Arbeitsgruppe um VAN HEYNINGEN (1959–1966) Tetanustoxin durch Ganglioside in der Nähe der Synapsen gebunden, wobei die Ganglioside selbst in ihrer chemischen Eigenart nicht verändert werden. Diese Befunde fügen sich gut in das oben skizzierte Vorstellungsbild.

Bis heute konnte eine befriedigende Erklärung, wie das Tetanustoxin an seine Erfolgsorgane gelangt, noch nicht erfolgen (Literaturübersicht zuletzt bei STIRNEMANN, 1966; BILLAUDELLE, 1966). Die früher anerkannte und durch Experimente auch bis in neuere Zeit (KRYSHANOVSKYI, 1966) gestützte Theorie einer zentripetalen Toxinwanderung in motorischen Nerven wird vielfach angezweifelt. Basierend auf Untersuchungen des Arbeitskreises um ABEL (1934–1938) gewann jene Vorstellung Vorrang, die annimmt, daß das Tetanustoxin über Lymphgefäße in den Blutstrom gelangt und von dort aus im Organismus verteilt wird.

Zur Intoxikation genügen geringe Toxinmengen. ABEL (1934) schätzte im rechnerischen Vergleich zur Dosis letalis für Maus und Affe die tödliche Dosis für den Menschen auf ungefähr 0,01 mg Tetanustoxin.

Bei dieser geringen Menge ist es nicht verwunderlich, daß bei Obduktionen von an Tetanus verstorbenen Patienten kein spezifischer morphologischer Befund zu erheben ist, aus dem – ohne Kenntnis des vorangegangenen klinischen Verlaufs – posthum die Diagnose Tetanus gestellt werden könnte.

ABEL, FIROR u. CHALIAN (1938) hatten im Tierversuch gefunden, daß Bruchteile einer tödlichen Toxindosis ausreichen, um die gesamte quergestreifte Muskulatur zu vergiften. Sie injizierten an multiplen Stellen der Extremitätenmuskulatur am Hund Tetanustoxin, und zwar eben so viel, daß ein lokaler Tetanus entstand, ohne daß zusätzliche zentrale Erscheinungen auftraten. Aus dieser dafür benötigten Toxinmenge errechneten sie das Quantum, das für eine Gesamtintoxikation der willkürlichen Muskulatur notwendig wäre, und fanden dafür 1/200 der Dosis letalis.

Im Gegensatz zu anderen Organen treten in der quergestreiften Muskulatur im Verlauf der Tetanuserkrankung nicht nur funktionell, sondern auch morphologisch faßbare Veränderungen auf, die – als primäre Muskelschädigung – dem Bild einer Myopathie zuzuordnen sind.

Aus früherer Zeit liegen eine Reihe Beobachtungen aus Tierversuchen (STEMMLER, 1914; Arbeitskreis RANSON et al., 1926–1929) und aus der Humanpathologie vor (STEMMLER, 1914; SPIEGEL, 1922; WIESBAUM, 1923; LANDES et al., 1959; MONTGOMERY, 1961; DEINHART, 1963). Trotzdem hatten ADAMS, DENNY-BROWN u. PEARSON 1962 noch ausdrücklich vermerkt, daß Muskelveränderungen beim Tetanus nicht vorkämen.

Histologisch lassen sich in der quergestreiften Muskulatur die Zeichen der (sogenannten Zenkerschen) wachsartigen Degeneration, wie man sie auch bei anderen Intoxikationen, z. B. bei Typhus, Morbus Weil findet, in verschiedenem Ausmaß feststellen. Die Muskelfasern zeigen unter Verlust der Myofibrillenstruktur eine Homogenisierung; ungleichmäßige Faseratrophie führt zur Kalibervariation; man findet Vakuolen, schelligen Zerfall der Fasern und auch Nekrosen. Von SPIEGEL (1922) und WIESBAUM (1923) liegen dazu sehr ausführliche Beschreibungen vor.

In Verlaufsbeobachtungen an Mäusen, Katzen und Affen waren die Veränderungen innerhalb von 55–110 Tagen voll reversibel (RANSON u. RANSON, 1929). GÖPFERT u. SCHAEFER (1941) verglichen bei Untersuchungen über den lokalen Tetanus bei Meerschweinchen und Katzen Gewichte des M. gastrognemius der gesunden mit der kranken Seite und fanden bereits in frühen Stadien eine deutliche, später sogar erhebliche Atrophie und schrieben: „Die Muskeln sehen schließlich wie leere faltige Säcke aus …". Auch diese Atrophie war reversibel; ein Gewichtsvergleich 6 Monate nach Tetanus ergab beiderseits dasselbe Gewicht.

Klinische Beobachtungen besonders im Verlauf schwerer Tetanuserkrankungen auffallenden Muskelschwunds gaben Anlaß, diese Fragen erneut mit verschiedenen, voneinander unabhängigen Untersuchungsmethoden aufzugreifen, zumal sich in jüngerer Zeit häufiger Hinweise auch anderer Autoren auf posttetanische Schwächezustände fanden (JENKINS u. LUHN, 1962; HOSSLI, 1964; CLAUBERG, 1965; STIRNEMANN, 1966; RÜGHEIMER, 1967).

2. Klinik

Bei dauerbeatmeten Tetanuskranken, nicht aber bei Patienten, die aus anderen Gründen beatmet werden, atrophiert in der zweiten bis vierten Beatmungswoche vorwiegend proximal die Muskulatur der Extremitäten. Mißt man in der dritten oder vierten Woche den Extremitätenumfang, zeigt sich am Oberarm (Mitte des M. biceps) des erwachsenen Mannes ein Umfangsverlust bis zu 5 cm, am Oberschenkel (gemessen etwa 20 cm oberhalb des Knies) bis zu 6 cm. Bei Frauen sind die gemessenen Um-

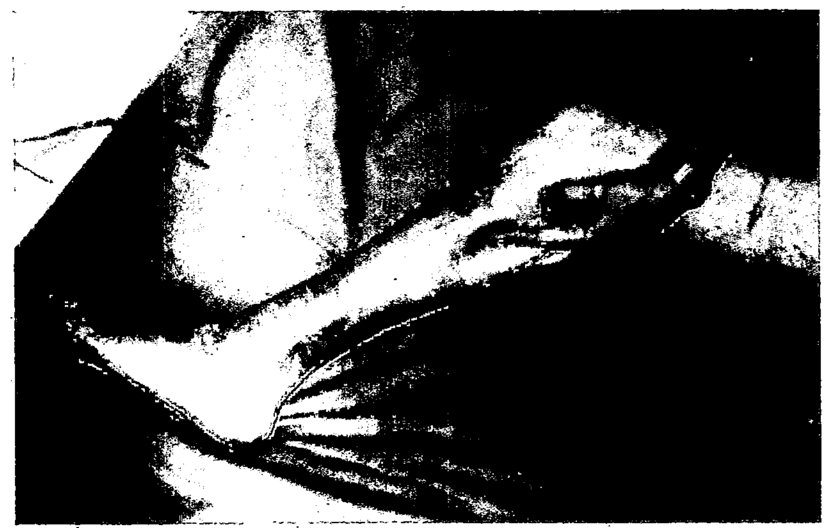

Abb. 3. Muskelatrophie bei einer 50jährigen, 25 Tage lang beatmeten Patientin. Aufnahme am 45. Krankheitstag

fangsminderungen – korrespondierend mit der physiologisch geringeren Muskelmenge der Frau – weniger deutlich, am Oberarm etwa 2–4 cm, am Oberschenkel 3–5 cm. An Unterarmen und Unterschenkeln läßt sich dies ebenfalls feststellen; das Ausmaß beträgt etwa 2–3 cm, auch hier beim weiblichen Geschlecht weniger (vergleiche Abb. 3). Die synchron durchgeführte Inspektion an anderer Skelettmuskulatur (Rücken-, Bauch- oder auch Halsmuskulatur) erweckt den Eindruck, daß es auch hier zu ähnlichen Veränderungen kommt. Gleichartige Muskelatrophien finden sich in geringerem Ausmaß auch bei leicht Erkrankten.

Es mußte ein 31jähriger Mann (F.-B., A., Nr. 94, Aufn.-Datum 17. 5. 1966) wegen eines leichten Tetanus (Schweregrad I) weder beatmet noch relaxiert werden; über drei Wochen bestand aber ein generalisierter muskulärer Hypertonus des Stammes und der Beine, etwas geringer auch der Arme, der sich dann binnen weniger Tage zurückbildete. Der Patient konnte im Bett selbständig essen und trinken; da beide Beine fast in Streckstellung muskulär fixiert waren, bereitete das Gehen große Schwierigkeiten; Treppensteigen war nicht möglich. In dieser Zeit kam es an beiden Oberschenkeln zu einem Umfangsverlust von etwa 2 cm; an Unterschenkeln und Armen waren Veränderungen nicht mit Sicherheit nachweisbar.

Nicht selten zeigt sich nach Überstehen der eigentlichen Krankheit eine deutliche Insuffizienz der Eigenatmung, so daß die Patienten noch über Tage, vereinzelt über Wochen künstlich weiterbeatmet werden müssen, obwohl der muskuläre Hypertonus geschwunden ist. In dieser Zeit besteht eine generelle Schwäche der willkürlichen Muskulatur, die sich nur langsam zurückbildet.

In der Regel kommt es in der dritten bis fünften Krankheitswoche wieder zu ausreichender Spontanatmung, bei jungen Leuten innerhalb von zwei bis drei Tagen; ältere Patienten benötigen dazu manchmal ein bis zwei Wochen. Gleichzeitig gewinnen die Patienten wieder die Möglichkeit, sich selbst zu bewegen. Meist sind die ersten Versuche kraftlos und schwer steuerbar. Essen, Trinken, Stehen oder gar Gehen sind nicht möglich. Gelegentlich beobachtet man zu dieser Zeit faszikuläre Muskelzuckungen.

Innerhalb weniger Tage stellt sich wieder eine ausreichende Funktionsfähigkeit der Muskulatur ein; jedoch ermüden die Patienten noch leicht, und ihre Belastungsfähigkeit ist reduziert. Durchschnittlich vier Wochen nach Beatmungsende (Extremwerte 49 und 11 Tage) können die Patienten aus der Klinik entlassen werden.

Bei Nachuntersuchungen gaben 27 Patienten übereinstimmend an, daß eine 9–15 Monate anhaltende allgemeine muskuläre Schwäche, die meist als Folge der langen Bettlägerigkeit aufgefaßt wurde, bestanden habe. Sie betraf besonders die proximalen Abschnitte der Extremitäten; Bauern konnten Gabellasten nicht über Kopfhöhe anheben; Mechanikern war die Arbeit im Liegen mit erhobenen Armen erschwert, und längere Hockstellung wurde vermieden. Junge Patienten erreichten ihre frühere Leistungsfähigkeit schneller, und nur selten bestanden über 15 Monate hinaus Restzustände in Form von rascher Ermüdbarkeit.

3. Untersuchungen und Befunde

a) Neurologie und Elektromyographie*

Bei fast allen Patienten, die einen schweren Tetanus überstanden haben, stellt man eine wechselnd stark ausgeprägte Muskelatrophie und

---

* Herrn Dr. A. SCHULZ und Herrn Dr. H. E. REICHENMILLER, früher Neurologische Klinik mit Abteilung für Neurophysiologie (Direktor: Prof. Dr. R. JUNG) danke ich sehr für die Zusammenarbeit, deren Ergebnisse in einer gemeinsamen Publikation (EYRICH et al., 1967) niedergelegt sind. Die Abbildungen wurden dieser Arbeit entnommen.

Muskelschwäche vorwiegend an Schultergürtel und Oberarm sowie Becken-
gürtel und Oberschenkel fest. Die Stammuskulatur ist weniger betroffen.
Atrophie und Schwäche werden, wenn auch weniger deutlich, an den
distalen Extremitätenmuskeln ebenfalls beobachtet. Die Muskelatrophie
ist vereinzelt einseitig betont; häufig findet sich eine Schwäche der Fuß-
heber. Die Muskulatur ist hypoton; gelegentlich kann man diesen Befund
auch im Bereich der von Hirnnerven versorgten Gesichtsmuskulatur
erheben. Eine Druckempfindlichkeit besteht nicht. Reflexbefund und
Sensibilität sind normal.

Zwölf Patienten im Alter zwischen 2½ und 72 Jahren, die einen
Tetanus des Schweregrades I–III mit einer Beatmungsdauer von 1–40 Tagen

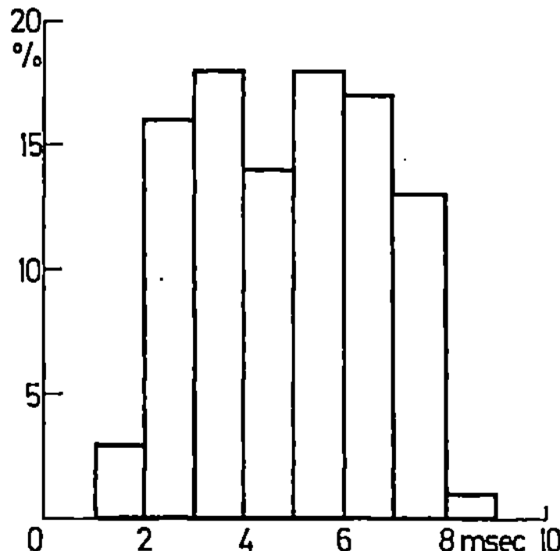

Abb. 4. Dauer willkürlich aktivierter Aktionspotentiale im M. biceps brachii,
29 Tage nach Krankheitsbeginn, Tetanus Schweregrad II, leicht relaxiert, nicht
beatmet (Pat. K. H., 35 J.). N: Anzahl der ausgewerteten Potentiale einschließ-
lich polyphasischer Potentiale: 72; $\bar{x}$: Durchschnittliche Potentialdauer: 4,88
msec; s: Streuung: 1,782

(zwei Patienten mußten nicht beatmet werden) überlebt hatten, wurden
unmittelbar nach Beendigung der maschinellen Beatmung elektromyographisch untersucht. Mit einer Ausnahme waren die Patienten noch
tracheotomiert und häufig am Rande einer Ateminsuffizienz.

Die Aktionspotentiale wurden mittels monopolarer (DISA-) Nadel-
elektroden aus verschiedenen Skelettmuskeln (M. biceps, M. deltoideus,
Unterarmbeuger, M. quadriceps, M. tibialis ant., stichprobenweise auch
aus anderer Muskulatur [Hals, Bauchdecken]) abgeleitet und optisch,
akustisch sowie mit Film registriert. Ihre Dauer wurde ausgezählt, statistisch ausgewertet und in Verteilungshistogrammen aufgezeichnet.

Bei Willkürinnervation sind kurze Aktionspotentiale deutlich und
gegenüber der Norm signifikant vermehrt vorhanden; kurze aufgesplitterte
polyphasische Aktionspotentiale finden sich relativ häufig; bei kräftiger
Innervation zeigt sich eine vorzeitige Interferenz.

Mehr oder weniger deutlich lassen sich solche Befunde in allen geprüften Muskeln, oft inselförmig·verstreut, nachweisen. In den Verteilungshistogrammen der Aktionspotentialdauer zeigt sich dann das Bild einer zweigipfligen Verteilung (Abb. 4).

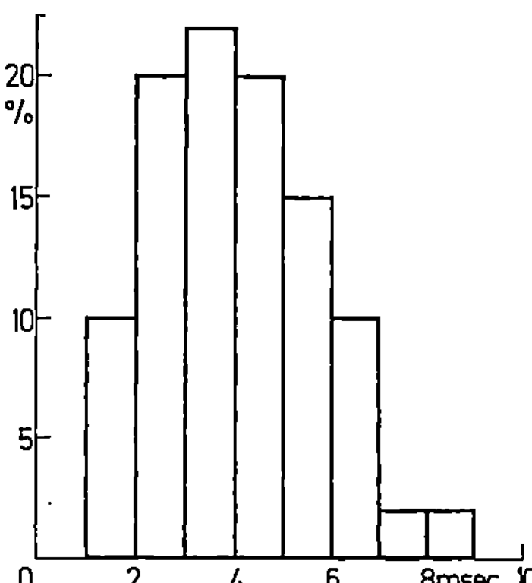

Abb. 5. Dauer willkürlich aktivierter Aktionspotentiale im M. biceps brachii, 42 Tage nach Krankheitsbeginn, 21 Tage nach Beatmungsende; Tetanus Schweregrad III (Pat. S., H., 42 J.). N: 41; $\bar{x}$: 4,11 msec; s: 1,716

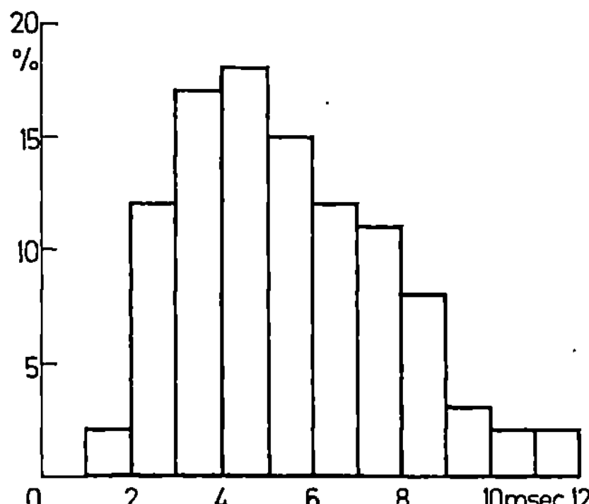

Abb. 6. Dauer willkürlich aktivierter Aktionspotentiale im M. biceps brachii, in der dritten Woche nach Krankheitsbeginn; Tetanus Schweregrad I, keine Relaxation, keine Beatmung (Pat. F.-B., A., 31 J.). N: 66; $\bar{x}$: 5,92 msec; s: 2,64

Während die normale mittlere Potentialdauer eines Erwachsenen etwa 8–10 msec beträgt, finden sich nach schwerem Tetanus in der Muskulatur Verkürzungen der mittleren Potentialdauer bis auf Werte um 3 msec (Abb. 5).

In der Muskulatur von Patienten, die wegen eines leichten Tetanus nicht oder nur gering relaxiert worden waren, zeigten sich die Veränderungen weniger deutlich, aber nachweisbar (Abb. 6).

14 Patienten, die zum Zeitpunkt ihrer Erkrankung an Tetanus Schweregrad III zwischen 3 und 55 Jahren alt waren und 5–36 Tage lang beatmet werden mußten, wurden in einem Zeitraum zwischen 4 Wochen und $7^1/_3$ Jahren nachuntersucht. Hier fand sich ein Grenzbefund mit relativ häufigen kurzen Aktionspotentialen und vermehrt polyphasischen Potentialen. Soweit ein Vergleichsbefund kurz nach Überstehen der Krankheit vorlag, ließ sich eine eindeutige Normalisierung des Befundes feststellen.

Störungen motorischer oder sensibler Leitungsbahnen wurden mit Ausnahme von zwei Patienten, bei denen zusätzlich zu den geschilderten Muskelveränderungen Zeichen einer Denervation mit Ruhefibrillieren nachweisbar waren, nicht gefunden. Bei beiden Patienten war in Übereinstimmung mit dem übrigen Befund eine leichte Nervenläsion durch Druck während der klinischen Behandlungszeit naheliegend und anzunehmen.

b) Histologie*

Zwischen dem 3. und 49. Tag der Erkrankung wurden von 17 Patienten insgesamt 29, von 7 weiteren Patienten je 1 Excision aus quergestreifter Muskulatur in einem Zeitraum zwischen 11 und 88 Monaten nach Krankheitsbeginn entnommen. Die Patienten befanden sich zum Zeitpunkt der Gewebsentnahme im Alter von 2 ½ bis 76 Jahren. Anläßlich der Obduktion von 7 verstorbenen Patienten wurde ebenfalls Muskulatur histologisch untersucht.

Die Entnahmen erfolgten entweder in Allgemeinnarkose (in der Regel Epontol, eventuell verlängert durch Lachgas-Halothane-Sauerstoff-Gemisch) oder in Leitungsanaesthesie. Lokale Anaesthesie der Entnahmestelle wurde wegen möglicher Fremdbeeinflussung vermieden. Die Biopsiestückchen wurden mehrere Minuten auf einem Objektträger gelagert und anschließend in 4%iges Formol eingebracht.

Die Muskulatur wurde vorwiegend aus dem M. biceps gewonnen, jedoch auch aus anderen Muskeln wie Halsmuskulatur, Interkostalmuskulatur, Unterarmbeugern und M. pectoralis, bei Obduktionen zusätzlich aus M. quadriceps und M. psoas sowie aus den langen Rückenstreckern. Über den Entnahmezeitpunkt und das jeweilige Ergebnis gibt Tabelle 1 einen orientierenden Überblick.

Im histologischen Bild findet man vom Ende der zweiten Krankheitswoche an eindeutig pathologische Befunde in einem gewissen zeitlichen Ablauf der Veränderungen: Anfangs überwiegt die vakuolige Degeneration

* Herrn Professor Dr. H. Noetzel, Direktor der Neuropathologischen Abteilung des Ludwig-Aschoff-Hauses (damaliger Direktor: Professor Dr. H. U. Zollinger) bin ich für die Untersuchungen und seine stetige Hilfe zu großem Dank verpflichtet.

Tabelle 1. *Häufigkeit histologischer Befunde in Muskulatur von Tetanuskranken*

	7.	14.	21.	28.	35.	42.	49.	56.	63. Tag
Nr.86 A.A. 15 ♀ III	○ ○		●NZB						
87 T.E. 26 ♂ III	○		●NB				●VAZ		
88 G.L. 72 ♀ III	○						●VAZ		
89 F.D. 2 ♀ III	○		●B			●VAKZBM			
91 B.R. 16 ♂ III		●Z		●VNJ					
92 W.H. 23 ♂ III	○						○		
94 F.A. 31 ♂ I		◑							
95 S.J. 14 ♂ III			●VZ				●AZ		
100 S.H. 42 ♂ III						●A			
103 K.H. 35 ♂ II				○					
111 K.A. 52 ♂ III				○					
112 R.G. 18 ♀ I				○					
114 R.L. 6 ♂ I				○					
73 W.W. 28 ♂ III		+VANKZM							
83 T.D. 21 ♂ III		●VNB		●VAZ		●ANM	+VAM		
84 S.E. 24 ♀ III	○		+AZ						
90 S.O. 76 ♂ III	○ ○	+ZB							
97 B.E. 73 ♂ III		+VAKZBJ							
101 L.S. 73 ♀ III									+NKJ
113 B.G. 64 ♂ III				+VANKRZB					

○ Probeexcision ohne pathologischen Befund; ◑ Probeexcision mit fraglichem Befund; ● Probeexcision mit pathologischem Befund; + Befund an bei Obduktion entnommener Muskulatur. V: Vakuolen; A: Faseratrophie; N: Nekrose bzw. scholliger Zerfall; K: Kalibervariation; R: Kernreihen; Z: Zentral liegende Kerne; B: Basophilie; M: Myoblasten; J: Interstitielle Infiltrate einzelner Muskelfasern; man sieht Fasern mit hyaliner Quellung und Verlust der Querstreifung sowie sanduhrartige Faserauftreibungen. In der 2.–3. Woche beobachtet man Fasernekrosen mit scholligem Zerfall, einzelne leere Muskelschläuche, vereinzelt auch zentrale Kerne und Myoblasten mit großen blasigen Kernen (Abb. 7 und 8).

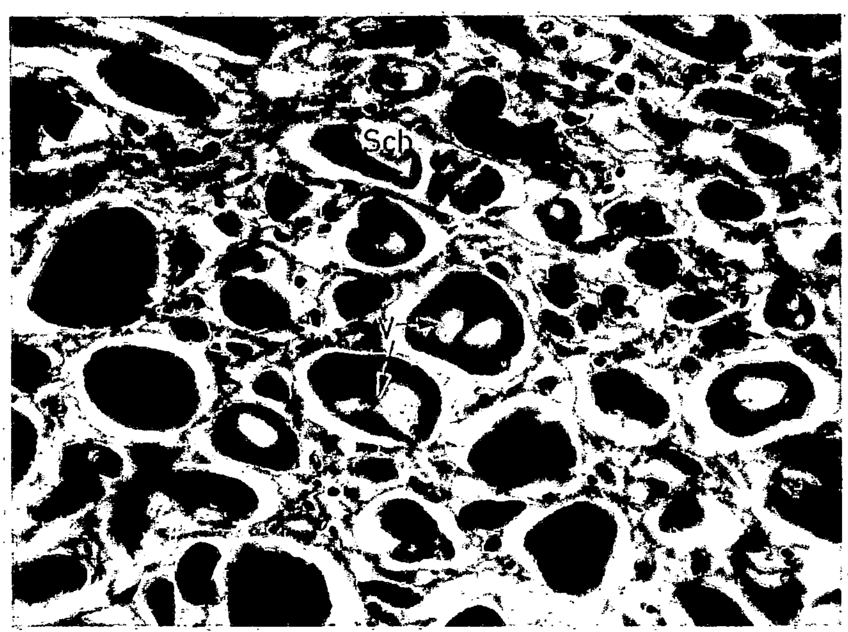

Abb. 7. Am 22. Tag entnommene Muskulatur (Obduktion), Pat. S., E., 24 J. Vergr. 225×, HE-Färbung. Verschieden stark ausgeprägte Faseratrophie mit Kalibervariation, scholliger Zerfall *Sch*, Vakuolenbildung *V*

Zwischen der 4. und der 7.–8. Woche, vereinzelt schon früher, sieht man zunehmend häufig unregelmäßig disseminierte Atrophie und Kalibervariation der Muskelfasern (Abb. 9 und 10).

Am Ende dieser Zeit werden die degenerativen Veränderungen zunehmend von regenerativen verdrängt, Muskelschläuche und Myoblasten treten in den Vordergrund.

Gelegentlich zeigt sich in der dritten Woche eine feintropfige Verfettung und Einlagerung feinkörniger, v. Kossa-positiver basophiler Schollen. Das Interstitium wird kaum an diesen Veränderungen beteiligt, ab und zu findet man interstitielle Infiltrate vorwiegend lymphozytärer Zellen. Im späten Stadium kann es zur Narbenbildung kommen (Abb. 11).

Untersuchungen bioptisch nicht zugänglicher quergestreifter Muskulatur bei Obduktionen zeigten eine generelle Beteiligung der willkürlichen

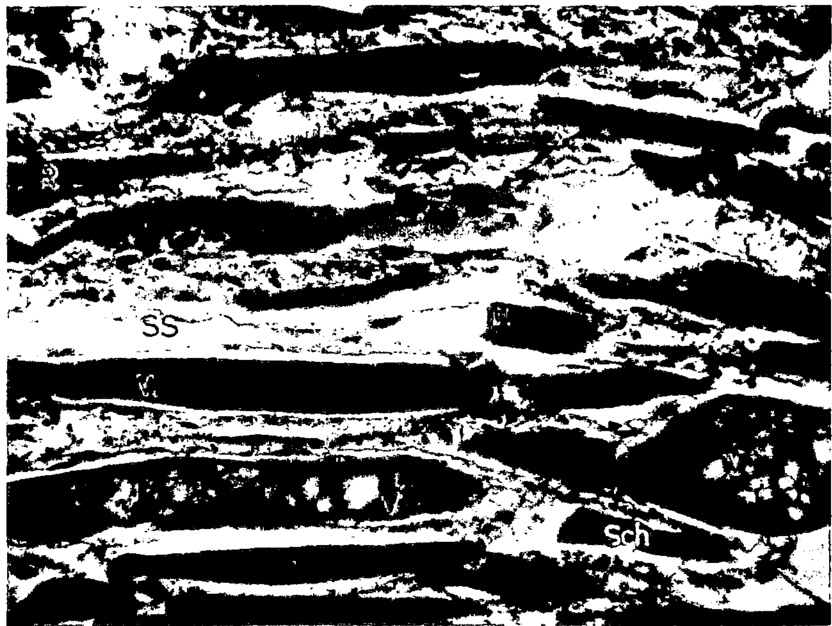

Abb. 8. Am 15. Tag entnommene Muskulatur (Obduktion), Pat. W., W., 28 J. Vergr. 250×, HE-Färbung. Scholliger Zerfall *Sch*, wachsige Entartung *W*, Vakuolenbildung *V*, Kernreihen *R* sowie ein leerer Sarkolemmschlauch *SS* und beginnende Regeneration (Myoblast *M*)

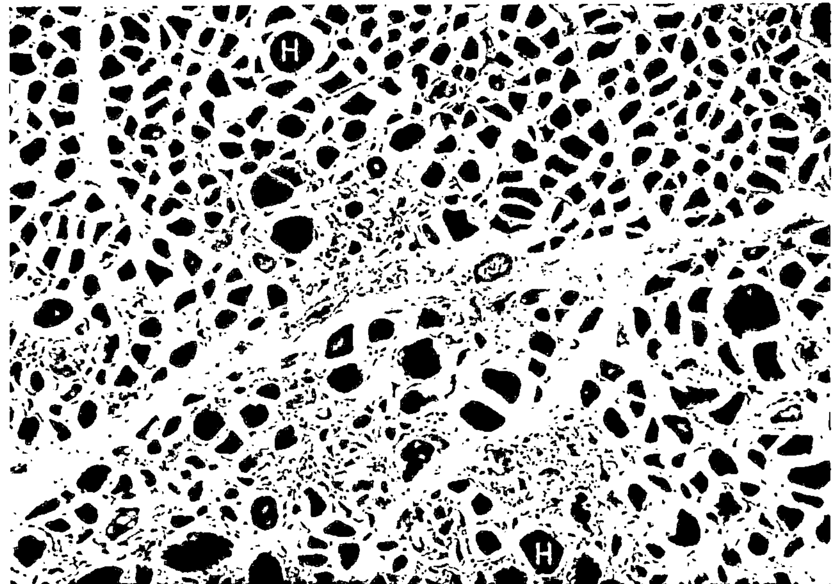

Abb. 9. Am 15. Tag entnommene Muskulatur (Obduktion). Pat. W., W., 28 J. Vergr. 40×, HE-Färbung. Querschnitt: Diffuse Atrophie mit Kalibervariation, vereinzelt hypertrophische Fasern *H*

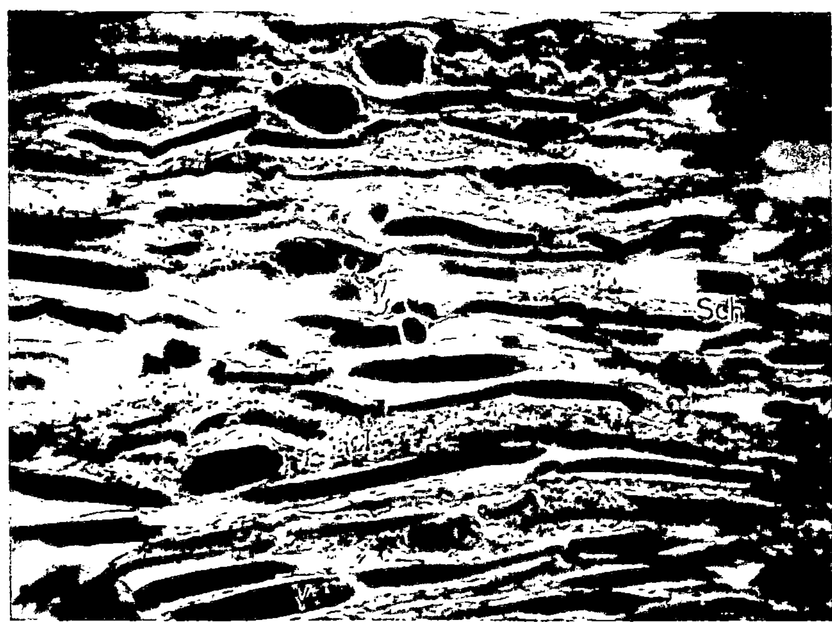

Abb. 10. Längsschnitt aus gleichzeitig entnommener Muskulatur desselben
Patienten. Vergr. 100×, HE-Färbung. Diffuse Atrophie mit Kalibervariation,
scholliger Zerfall *Sch*, vereinzelt Vakuolenbildung *V*, interstitielle Infiltrate *I*

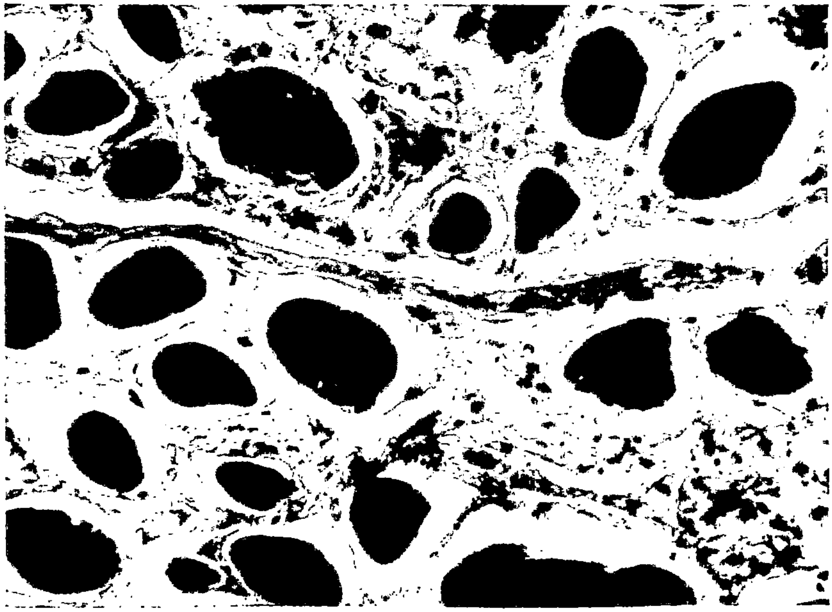

Abb. 11. Am 72. Tag entnommene Muskulatur (Obduktion), Pat. H., M., 66 J.
Vergr. 300×, HE-Färbung. Deutliche Veränderung der Muskulatur mit Kalibervariation und Narbenbildung

Muskeln auf; jedoch sind nicht alle Muskeln gleichzeitig und gleichartig befallen, und es herrscht eine deutliche Befundvarianz. Schwere Verlaufsformen bieten in der Regel eindeutige Veränderungen zahlreicher Muskeln.

In der Muskulatur der sieben, Monate bis Jahre nach der Erkrankung nachuntersuchten Patienten ließen sich keine eindeutig als pathologisch anzusehenden Veränderungen mehr auffinden.

c) Elektronenoptische Untersuchungen *

An ausgewählten Schnitten wurden elektronenoptische Untersuchungen aus Material von insgesamt 35 Muskelbiopsien unseres Patientenkollektivs durchgeführt.

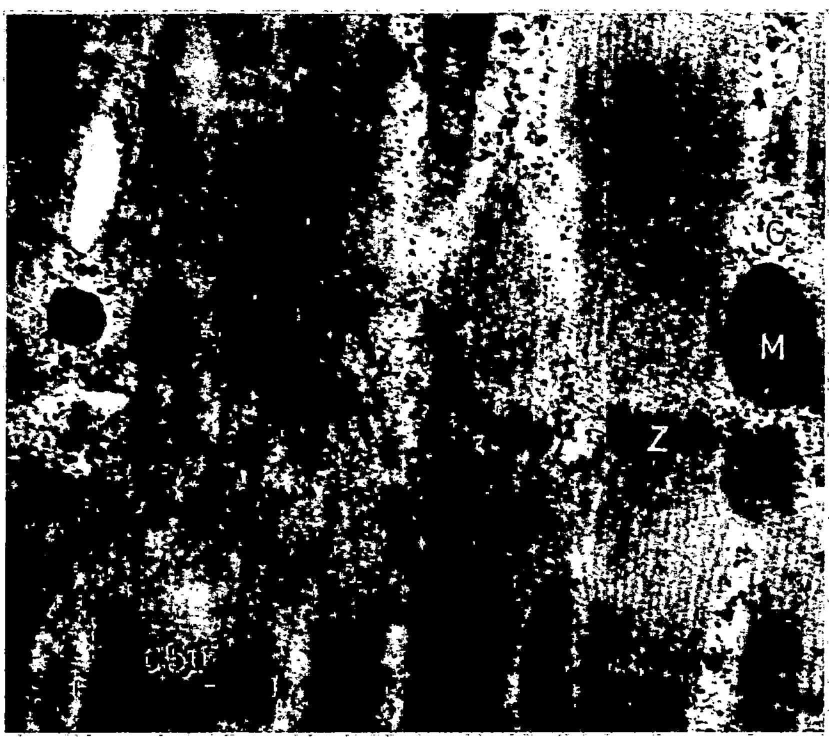

Abb. 12. Am 14. Tag entnommene Muskulatur (Biopsie), Pat. B., R., 16 J. Vergr. 1:45000. Herdförmige Degeneration eines Z-Streifens mit Verlagerung des Materials in die A-Bande. Mitochondrien *M*, Glykogen *G*

---

* Herrn Doz. Dr. B. Agostini und Frau Professor Dr. E. Mölbert, beide früher Ludwig-Aschoff-Haus (damaliger Direktor: Professor Dr. H. U. Zollinger), bin ich für diese Untersuchungen zu Dank verpflichtet.

2*

Technik und Untersuchungsergebnisse dieses Arbeitsteiles sind in mehreren Arbeiten (AGOSTINI u. NOETZEL, 1966; EYRICH et al., 1967; AGOSTINI, 1967) mitgeteilt; hier soll deshalb nur das Wesentliche aufgeführt werden.

Elektronenoptisch ist ebenso wie bei der Auswertung der histologischen Befunde eine gewisse zeitliche Gliederung festzustellen. So findet man gegen Ende der ersten Krankheitswoche kleinere Vakuolen und gelegentlich auch Granula in Mitochondrien neben unregelmäßig verteilten Glyko-

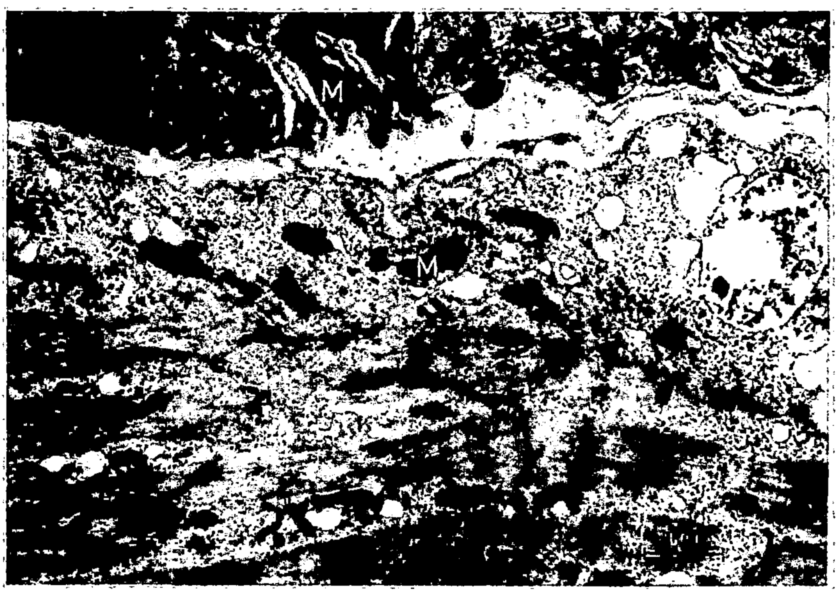

Abb. 13. Am 26. Tag entnommene Muskulatur (Biopsie), Pat. B., R., 16 J. Vergr. 1:12000. Herdförmige Myofibrillendegeneration mit Auflösung der Struktur. Im geschwollenen sarkoplasmatischen Reticulum Mitochondrien *M*, oben eine große Vakuole mit granulärem Inhalt

genablagerungen; die Myofibrillen zeigen häufig einen verschieden starken Kontraktionszustand.

Von der zweiten Woche an liegen eindeutige pathologische Veränderungen vor: Die Z-Streifen sind zerstört (Abb. 12 und 13); in degenerierten Muskelfasern bilden sich Vakuolen, teils mit granulärem Inhalt, aus (vgl. Abb. 13), und das sarkoplasmatische Retikulum ist geschwollen.

An den Endplatten sieht man das unveränderte terminale Axon und eine reguläre Faltung der Basalmembran (Abb. 14 und 15). Postsynaptisch finden sich zahlreiche verschieden große Bläschen, die teilweise nur noch durch eine Membran voneinander getrennt sind. In diesen Vesikeln kann man granuläres, elektronenoptisch sehr dichtes, nicht selten konzentrisch geschichtetes Material erkennen (Abb. 15). Die unregelmäßig verteilten Mitochondrien werden oft komprimiert (Abb. 14). In der Nähe solcher

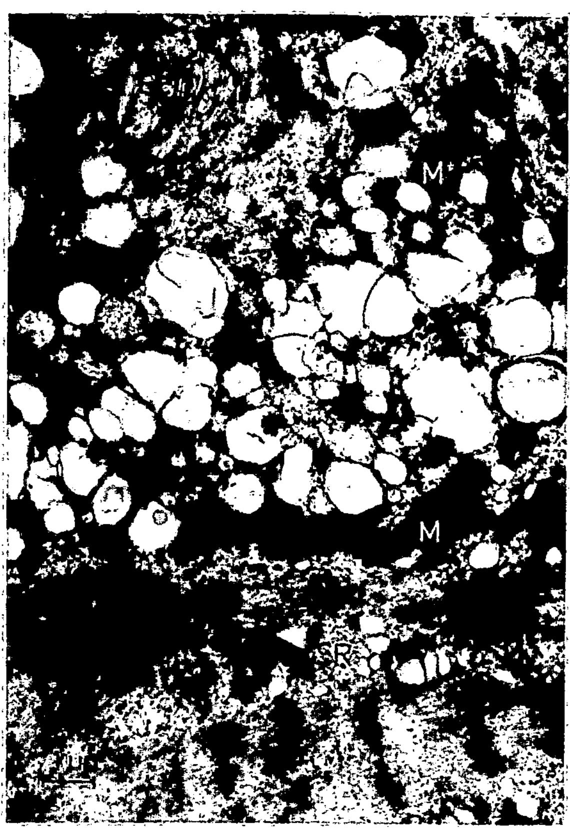

Abb. 14. Am 14. Tag entnommene Muskulatur (Biopsie), Pat. B., R., 16 J. Vergr. 1:7600. Neben der gut sichtbaren Faltung der Synapse *SF* unveränderte Mitochondrien *M* und größere Vakuolen. Unten im Bild gut erhaltene Myofibrillen und geschwollene Anteile des sarkoplasmatischen Reticulums *SR*

modifizierter Endplatten sind die Myofibrillen meist ungeordnet, manchmal lassen sich Myofilamente und Querstreifung gut erkennen.

Muskelgewebe, das Patienten anläßlich von Nachuntersuchungen Monate bis Jahre nach der Krankheit entnommen wurde, zeigte auch elektronenoptisch keinen pathologischen Befund.

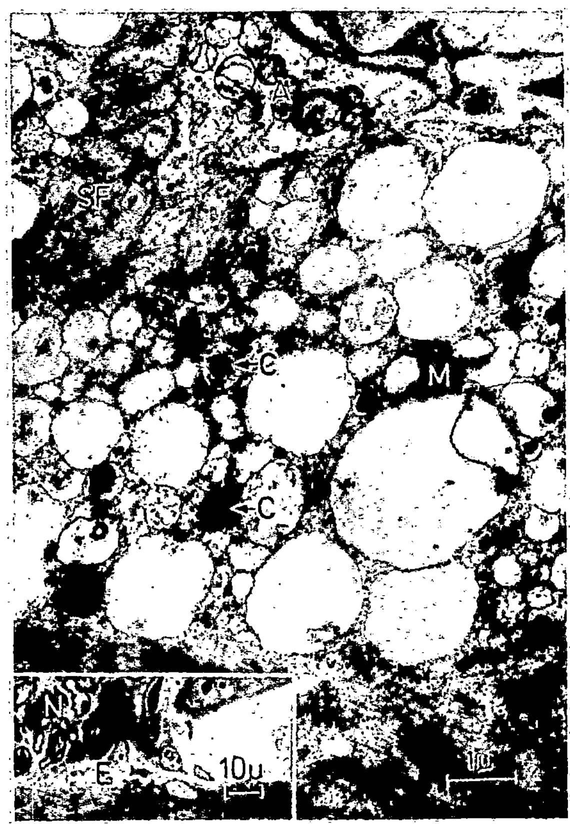

Abb. 15. Am 18. Tag entnommene Muskulatur (Biopsie). Pat. F., D., 2½ J. Vergr. a 1:530; b 1:11400. a Unveränderte Nerven *N* und veränderte Endplatte *E* an degenerierter Muskelfaser; b Unverändertes terminales Axon *A*, daneben die primäre und sekundäre Faltung *SF* der Synapse. Postsynaptisch zahlreiche vergrößerte Vesikel, vereinzelt Mitochondrien *M* und Calciumablagerungen *C*. Am unteren Bildrand deutlich veränderte Myofilamente

d) Enzymaktivitäten im Serum *

Von 31 Patienten im Alter von 2½ bis 82 Jahren wurde aus Serum arteriell entnommenen Blutes die Aktivität folgender Enzyme bestimmt:

1. Kreatinphosphokinase
2. Aldolase
3. Laktat-Dehydrogenase
4. Glutamat-Oxalacetat-Transaminase
5. Glutamat-Pyruvat-Transaminase

* Herrn Dr. E. MÜLLER, Fräulein B. KLEINSCHMIDT und Fräulein CH. HEIN aus dem klinischen Labor der Chirurgischen Universitätsklinik danke ich für ihre stete Mitarbeit.

Bei einer Anzahl jüngerer Patienten konnte die Aktivität dieser Enzyme fast täglich gemessen werden, bei den übrigen im Abstand jeweils einiger Tage.

Die Bestimmung erfolgte mittels der Testmethoden der Firma C. F. Boehringer & Söhne, Mannheim; das Resultat wurde durch Mehrfachbestimmungen derselben Probe gesichert.

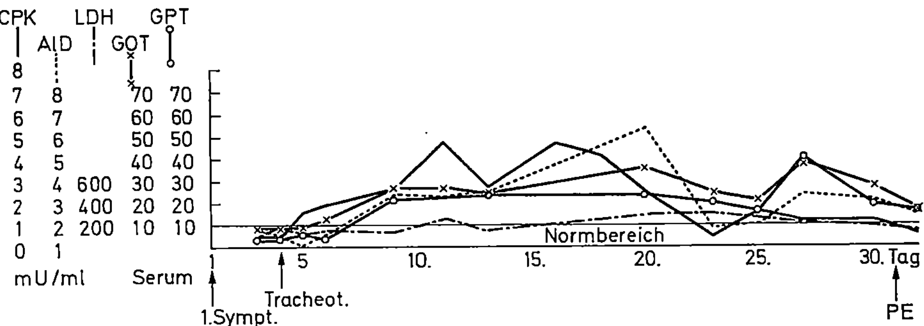

Abb. 16. Enzymaktivitäten im Serum eines 14jährigen Tetanuskranken, Stadium III

Erhöhte Aktivitäten von Kreatinphosphokinase und Aldolase waren fast regelmäßig bereits bei Aufnahme der Patienten in die Klinik festzustellen; sie blieben zwischen 7 und 35 Tagen nachweisbar und zeigten in Höhe und Dauer keine generelle Übereinstimmung mit der Verlaufsschwere. Die auffallendsten Veränderungen finden sich im ersten und zweiten Drittel der Krankheitszeit; manchmal ist eine gewisse Zweigipfligkeit der Aktivitätskurve vorhanden.

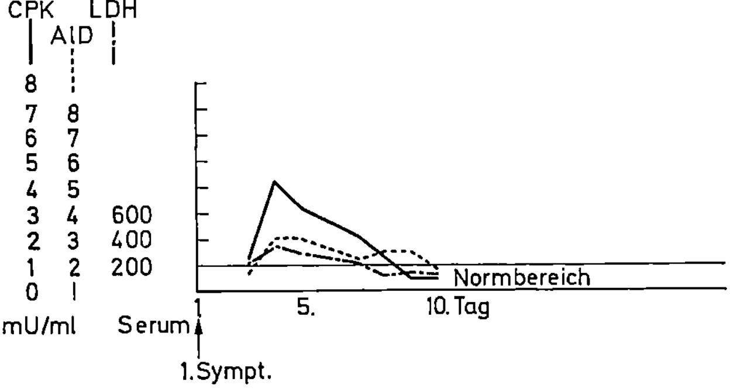

Abb 17. Aktivität von Kreatinphosphokinase, Aldolase und Laktat-Dehydrogenase im Serum eines 31jährigen Tetanuskranken, Stadium I

Die Aktivität der *Kreatinphosphokinase* betrug im allgemeinen das Sechsfache der Norm (= 1 mU/ml Serum). Bei vier Patienten war der Wert auf das Sechs- bis Zehnfache erhöht; drei weitere zeigten noch höhere Aktivitäten; das Maximum betrug 17 mU/ml Serum.

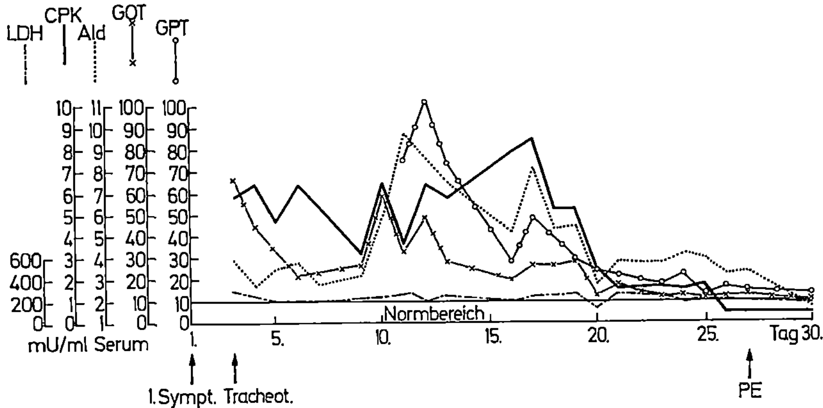

Abb. 18. Enzymaktivitäten im Serum eines 23jährigen Tetanuskranken, Stadium III

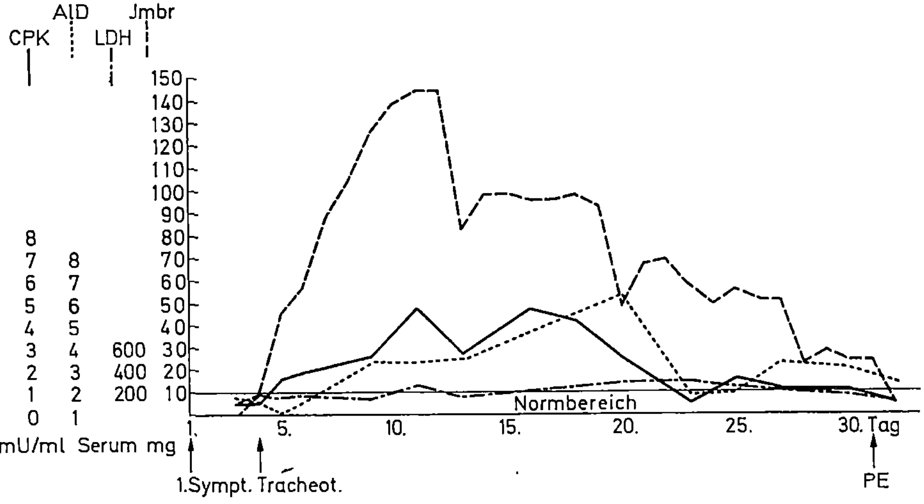

Abb. 19. Gleichsinniger Verlauf von Enzymaktivität und Imbretil-Dosierung bei einem 14jährigen Tetanuskranken (vgl. Abb. 16)

Die Erhöhung der *Aldolase*-Aktivität (Maximalwert 9,8 mU/ml Serum) läuft parallel der Aktivitätserhöhung der Kreatinphosphokinase; sie zeigt jedoch eine leichte Phasenverschiebung insofern, als die Erhöhung der

Aldolase-Aktivität ein bis mehrere Tage später einsetzt und auch später wieder abfällt (Abb. 16, 17 und 18).

Die Aktivität der *Laktat-Dehydrogenase* lag mit zwei Ausnahmen unterhalb des doppelten Normwertes; über das Dreifache der Norm gehende Werte wurden nie gefunden (Abb. 18).

Die *Transaminasen* waren nur mäßig erhöht; die Aktivität von GOT betrug maximal um 60 mU/ml Serum, von GPT maximal um 100 mU/ml Serum (Abb. 16 und 18).

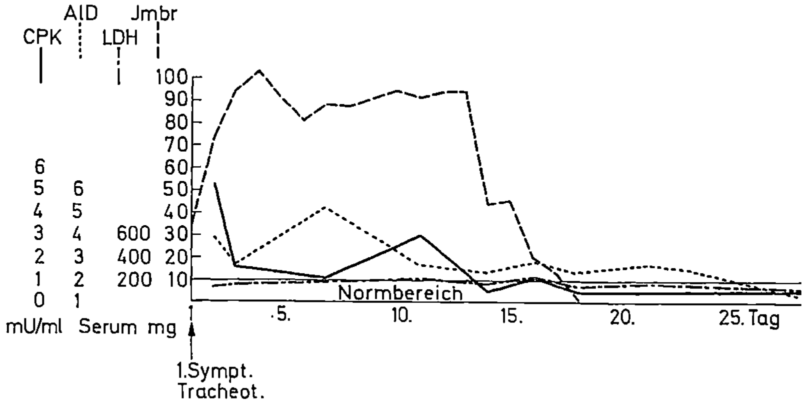

Abb. 20. Gegensinniger Verlauf von Enzymaktivität und Imbretil-Dosierung bei einem 41jährigen Tetanuskranken

Ein Zusammenhang zwischen der Gabe von Relaxantien (an der hiesigen Klinik wurde mit wenigen Ausnahmen Imbretil verwendet) und der Aktivitätserhöhung von Enzymen im Serum Tetanuskranker besteht nur scheinbar.

In Abbildung 19 verläuft die Aktivitätserhöhung ungefähr gleichsinnig mit der jeweils aufgezeichneten Relaxansdosis, während Abbildung 20 einen gegensinnigen Verlauf aufzeigt.

4. Diskussion

Die Untersuchungsbefunde weisen übereinstimmend auf eine Myopathie als Ursache der Muskelatrophie bei Tetanus.

Klinisch ist vorwiegend die proximale Muskulatur betroffen, wie man es bei Myopathien anderer Genese, zum Beispiel bei Enzymdefekten finden kann.

Elektromyographisch gelten als Hauptkriterien einer myogenen Affektion: Eine Interferenzkurve bei maximaler Willkürinnervation des betroffenen Muskels, eine Verminderung der durchschnittlichen Potentialdauer einzelner motorischer Einheiten und schließlich das Fehlen oder nur seltene Auftreten spontaner Fibrillationspotentiale (WIESENDANGER, 1966). Bei Patienten, die kurz nach Überstehen einer Tetanuserkrankung untersucht werden, findet man eine vorzeitige Interferenz bei kräftiger Innervation und neben kurzen aufgesplitterten polyphasischen Aktionspotentialen eine signifikante Vermehrung kurzer Aktionspotentiale. Ruhefibrillieren als Zeichen einer Denervierung wurde nur bei zwei Patienten festgestellt; bei beiden lag der Verdacht auf eine Druckschädigung während der Behandlung nahe.

Würde bei Tetanus eine periphere neurogene Schädigung vorliegen, müßten mehr Fibrillationspotentiale und ein Ausfall motorischer Einheiten zu finden sein, also keine Interferenz.

Bei – myopathisch bedingtem – Ausfall ganzer motorischer Einheiten ist allerdings die Unterscheidung zwischen einer reinen Myopathie und einer peripheren neurogenen Beeinträchtigung erschwert, gelegentlich unmöglich.

Die *histologische Untersuchung* der Muskulatur beim sogenannten myopathischen Gewebssyndrom (SEITELBERGER u. SLUGA, 1967) deckt am betroffenen Muskel Querstreifungsverlust, Faserhomogenisierung, granulären, vakuoligen oder scholligen Umbau, Faserfragmentierung und schließlich Fasernekrose auf, eventuell Makrophageninvasion sowie vermehrte und vergrößerte Muskelkerne in zentraler Lage. Bei sogenannten exogenen Myopathien (zu denen die toxisch ausgelösten gehören) sind Regenerationsphänomene der Muskelfasern besonders häufig nachweisbar.

Diese Befunde sind mit den hier festgestellten feingeweblichen Veränderungen vergleichbar; zudem bestehen Unterschiede zur neurogenen Muskelatrophie: Die für eine Schädigung der motorischen Einheit typische herdförmige Faseratrophie war nicht zu beobachten; auch war die eingetretene Atrophie in ihrem Ausmaß stark variabel und regellos im Gesichtsfeld verteilt.

Elektronenoptisch findet man bereits in der zweiten Krankheitswoche des Tetanus eine Unordnung in der Struktur der Myofilamente und eine stellenweise Zerstörung der Z-Streifen. Einen solchen Befund gibt es bei neurogener Atrophie und bei Denervation des Muskels wenn überhaupt, dann nur in sehr späten Stadien. Die mit der Zerstörung des Z-Streifens beginnenden Veränderungen des kontraktilen Apparates schreiten in Längsrichtung fort, was Befunden entspricht, wie sie ANDERSON u. SONG 1965 an Rattenmuskelfasern nach Applikation toxischer Substanzen feststellten. Bei Denervationsatrophie findet eine Ausbreitung der Veränderungen in Querrichtung statt (WECHSLER u. HAGER, 1960; PELLEGRINO u. FRANZINI, 1963).

ZACKS u. SHEFF (1964/65) sowie ZACKS, HALL u. SHEFF (1966) hatten nach Beobachtungen aus Tierversuch und am Menschen mitgeteilt, daß sie in Muskelfasern von Patienten Vakuolen und eine unterschiedliche Vermehrung und Vergrößerung von Granula in Mitochondrien gefunden hatten. Die Autoren deuteten dies als eine toxinbedingte Störung der Zellatmung, möglicherweise in den Mitochondrien lokalisiert. Allerdings liegen nur Untersuchungen aus den ersten Krankheitstagen vor.

Fast alle Patienten, deren Muskulatur Gegenstand dieser Untersuchung war, waren zum Zeitpunkt der Gewebsentnahme mit Hexamethylen-bis-carbaminoylcholin (Imbretil) relaxiert oder – bei späterer Entnahme – relaxiert gewesen. Vor allem durch Untersuchungen von Waser (1962/1966) ist autoradiographisch nach radioaktiver Markierung von Tubo- und Kalebassen-Curarinen nachgewiesen, daß diese unmittelbar an den Endplatten zu finden sind. Decamethonium, das eine strukturelle Ähnlichkeit mit Hexamethylen-bis-carbaminoylcholin zeigt, ist nicht genau auf die Endplattenregion – die Untersuchungen Wasers fanden an Mäusezwerchfellen statt – beschränkt. Untersuchungen von Imbretil zu dieser Frage liegen unseres Wissens nicht vor. Wegen der strukturellen Ähnlichkeit könnte man sich eine ähnliche Verteilung vorstellen.

Die eindeutig pathologischen Veränderungen an den Endplatten in den vorliegenden Untersuchungen liegen postsynaptisch, sind aber nicht auf diesen Bezirk beschränkt, sondern auch an anderen, von den Endplatten entfernten Faserbezirken nachweisbar. Man könnte sich vorstellen, daß bei Entstehung dieser Veränderungen die Relaxantien eine Rolle spielen, zumal sie in sonst klinisch nicht üblicher Dosierung und Dauer angewandt wurden. So hatten Wilson u. Care 1955 unter intravenöser Suxamethonium-Anwendung bei Tetanus vermutet, daß der während der Krankheit beobachtete Muskelverlust auf das Relaxans zurückzuführen sei; sie verglichen ihn mit einer Denervationsfolge. Nach Wasers Beobachtungen werden Relaxantien nicht nur direkt an den Endplatten, sondern auch in deren Nähe, nicht aber weit von den Endplatten entfernt von Rezeptoren angenommen. Dies würde dem hier erhobenen Befund diffuser morphologischer Störungen nicht entsprechen. Bei den beobachteten Calciumablagerungen handelt es sich nach Agostini (1967) um dystrophische Ablagerungen. Auch das ist nicht in Einklang mit einer Relaxantienwirkung zu bringen, die – soweit wir bisher wissen – zwar die Funktion, nicht aber trophische Vorgänge an der Endplatte stören.

Eigene Untersuchungen an Patienten, die einige Tage wegen motorischer Unruhe nach Schädel-Hirn-Trauma relaxiert waren, ließen keinen Anhalt für eine morphologisch faßbare, den Befunden bei Tetanus vergleichbare Veränderung an Muskulatur oder Endplatten finden. Auch dies spricht gegen eine Auslösung dieser Veränderungen durch Relaxantien.

Die anläßlich dieser Untersuchungen beobachteten *Enzymaktivitätsveränderungen* im Serum Tetanuskranker sind unabhängig von Art und Dosierung des Relaxans und damit von der Länge der funktionellen Blockierung des neuromuskulären Übergangs. Ein Absinken der gemessenen Werte bei einsetzender Relaxation, also bei Nachlassen der Muskelbeanspruchung, ist nicht festzustellen. Einzelbeobachtungen anderer Autoren stimmen mit diesen Befunden überein (CIACCHERI u. MADDALUNO, 1961; MULLAN u. DUBOWITZ, 1964; PATEL u. RAO, 1966; LUNDSGAARD-HANSEN, STIRNE-MANN u. RICHTERICH, 1966; BRODY u. HATCHER, 1967; MARZANI, 1967). Von GERBER (1964) wurde eine Erhöhung der Kreatinphosphokinase-Aktivität auch bei Pferdetetanus mitgeteilt.

Mittels der Feststellung von Enzymaktivitäten läßt sich eine Trennung zwischen Myopathien und neurogener Muskelatrophie erreichen (COLOMBO, RICHTERICH u. ROSSI, 1962). Bei Denervation findet sich die Aktivität von Kreatinphosphokinase und Aldolase etwa sieben Tage lang gering-fügig gegenüber der Norm erhöht (DAWSON, 1966; HESS et al., 1964). Bei den hier vorliegenden Untersuchungen blieben die Aktivitätserhöhungen teilweise über 30 Tage nachweisbar; die festgestellten Werte lagen in Berei-chen, wie sie von Myopathien anderer Genese bekannt sind. Bei schwerer körperlicher Arbeit und bei sportlicher Anstrengung findet man ebenfalls einen gewissen Aktivitätsanstieg, der jedoch unter den hier gefundenen Meßwerten liegt (KÜSTNER, PAETZEL u. WEINREICH, 1966; BÖHMER, 1967).

TAMMISTO u. AIRAKSINEN (1966) fanden nach Anwendung von Suxa-methonium erhöhte Serumaktivitäten der Kreatinphosphokinase. Die höchsten Werte traten bei fraktionierter Anwendung und bei reiner Lach-gas-Sauerstoffnarkose auf (bis zum 37fachen der Norm), während bei Zusatz von Halothane zum Atemgemisch und kontinuierlicher Relaxans-zufuhr die Erhöhung etwa das Zwei- bis Dreifache der Norm betrug. Ein eindeutiger Zusammenhang mit der Muskeltätigkeit (Fibrillieren bei Relaxationsbeginn) ließ sich nicht nachweisen. BRODY u. HATCHER (1967) hatten tetanusinfizierten Ratten Suxamethonium gegeben und konnten keinen Einfluß auf die Aktivitätserhöhung der Kreatinphosphokinase fest-stellen.

Berücksichtigt man, daß die von TAMMISTO u. AIRAKSINEN (1966) bei kontinuierlicher Anwendung des Suxamethoniums – das zwar eine ähn-liche, aber doch vom Hexamethylen-bis-carbaminoylcholin deutlich zu trennende Struktur und pharmakologische Wirkung hat – gefundenen Aktivitätserhöhungen nur etwa ein Drittel der bei Tetanus festzustellenden Werte betragen und daß ferner diese Erhöhungen unabhängig von der Relaxansanwendung auftreten, so muß man schließen, daß nicht das Relaxans, sondern das Tetanustoxin selbst die Ursache ist. Diese Auf-fassung findet eine weitere Stütze durch Ergebnisse autoradiographischer und fluorescenzmikroskopischer Untersuchungen FEDINECS (1966), der Tetanustoxin an Muskelfasern angelagert fand.

Eine *Inaktivitätsatrophie* ist als die Ursache der Muskelatrophie aus-zuschließen. COLOMBO, RICHTERICH u. ROSSI (1962) fanden bei ruhiggestellten Patienten trotz eintretender Muskelatrophie eine normale Aktivität der Kreatinphosphokinase im Serum. Im histologischen Bild müßte sich ebenso wie bei der *Hungeratrophie* ein gleichmäßiger Substanzschwund zeigen und keine Kaliberschwankungen der Fasern oder eine herdförmige Degeneration. Im Hunger kann der Körper zunächst zwar weitgehend Körperfett abbauen und verbrennen; funktionsfähige Muskulatur bleibt in diesem Zustand aber noch lange erhalten. Zunächst wäre also eine Fettgewebsminderung zu erwarten und erst in zweiter Linie eine erhebliche Muskelatrophie. Beim Tetanuskranken ist es entgegengesetzt zu beobachten.

*Kalium*mangel kann ebenso wie eine Kaliumintoxikation zu funktionellen und morphologischen Muskelveränderungen führen (u. a. GROSS, DEXTER u. ROTH, 1966; WERNER, 1966). Beides ist heute unter den Bedingungen kompletter künstlicher Ernährung über Sonde und Dauerinfusion vermeidbar.

SPIEGEL (1922) hatte als Ursache der von ihm bei Tetanus beobachteten wachsartigen Degeneration eine *Ischämie* des Muskelgewebes im Tetanuskrampf angenommen. Bei hypoxiebedingter Muskelschädigung sind jedoch Zellstörungen in gefäßfernen Partien zu erwarten, was nicht dem histologischen Bild der Muskulatur bei Tetanus entspricht. Auch ist eine hypoxische Schädigung der Muskulatur frühestens bei einem Absinken der Sauerstoffsättigung auf etwa 50%, also bei einer Sauerstoffspannung von etwa 30–40 mmHg zu erwarten. Bei diesen Sauerstoffwerten wäre eine Änderung im Laktat-Pyruvat-System, das als feiner Indikator für einen Sauerstoffmangelzustand des Gewebes gilt, zu beobachten (LUNDSGAARD-HANSEN, 1966). Abgesehen davon, daß eine solch hochgradige Hypoxie auch bei schweren Pneumonien, die während der Tetanusbehandlung nicht immer vermeidbar sind, nur selten zu finden ist, treten dann zunächst Störungen der Leberfunktion, nicht aber der Muskulatur auf.

5. Ergebnis

Die Untersuchungen zeigen, daß es sich bei Tetanus um eine vorwiegend stammnah ausgeprägte, benigne und in ihrem Verlauf reversible Myopathie handelt, deren Ursache in einer direkten Einwirkung des Tetanustoxins auf die quergestreifte Muskulatur zu vermuten ist. Damit können einzelne Beobachtungen, die in der Literatur mitgeteilt sind, bestätigt werden.

V. Die Therapie des manifesten Tetanus

Der Wundstarrkrampf war früher eine therapeutisch kaum beeinflußbare Erkrankung, deren schwere Verlaufsformen in der Regel zu qualvollem Sterben führten. Neben der spezifischen Therapie haben symptomatische Maßnahmen, besonders die Lähmung der motorischen Muskulatur bei gleichzeitiger künstlicher Dauerbeatmung, heute die Lebensaussichten der vom Tetanus befallenen Patienten gebessert.

1. Spezifische Therapie des manifesten Tetanus

a) Wundexcision

Der Versuch einer möglichst radikalen Entfernung der mutmaßlichen Eintrittspforte führte früher vielfach zu verstümmelnden Eingriffen. Heute zeichnet sich eine eher zurückhaltende Tendenz ab, obwohl mancherorts auf eine ausgedehnte Wundexcision oft noch nicht verzichtet wird (z. B. HENDERSON, 1957; HAID, 1959; MAYRHOFER et al., 1964; CLAUBERG, 1965).

An der Chirurgischen Universitätsklinik Freiburg wurden bei 59 von 115 tetanuskranken Patienten zwischen 1954 und 1967 frische oder bereits abgeheilte Wunden, die als Eintrittspforte anzusehen waren, in den ersten Stunden nach Krankenhausaufnahme excidiert. Bei 56 Patienten blieb die Eintrittspforte unangetastet, sei es, daß sie unbekannt blieb, sei es, daß eine radikale Excision eine Gliedmaßenamputation oder Ähnliches notwendig gemacht hätte und man deshalb darauf verzichtete. Die Tabelle 2 zeigt die Zahl der Überlebenden und Verstorbenen von 115 Tetanuskranken zwischen 1954 und 1967, aufgeteilt nach Schweregrad und Alter bei Wundexcision bzw. mit belassener Eintrittspforte.

Beide Gruppen sind fast gleich groß, so daß eine gute Vergleichsmöglichkeit besteht. Die Mortalität liegt bei den Patienten, deren – fragliche – Eintrittspforte operativ entfernt wurde, geringfügig höher; betrachtet man nur die Patienten des Schweregrades III, so ist sie praktisch gleich. Klammert man die während des Krankheitsverlaufs besonders gefährdeten Patienten höheren Alters aus, so liegt die Mortalität derer, deren Wunde nicht excidiert wurde, eindeutig niedriger.

Danach ist von einer operativen Entfernung der Eintrittspforte zum Zeitpunkt der Krankheitsmanifestation keine günstige Beeinflussung der

Mortalität mehr zu erwarten, und es bestätigt sich die Erfahrung von
BEER et al. (1963), die bei etwa 700 aus der Literatur zusammengestellten
Fällen zu dem gleichen Ergebnis gekommen waren.

Tabelle 2. *Einfluß der Wundexcision bei manifestem Tetanus auf die Mortalität bei
115 Patienten aller Altersstufen und Schweregrade von 1954 bis 1967*

| | Wunde excidiert | | | nicht excidiert | | |
	überl.	Fall-zahl	verst.	überl.	Fall-zahl	verst.
Schweregrad I		7			8	
Alter bis 60 J.	6		—,	8		—
über 61 J.	1		—	—		—
Insgesamt	7		—	8		—
Schweregrad II		8			6	
Alter bis 60 J.	4		2	3		1
über 61 J.	1		1	2		—
Insgesamt	5		3	5		1
Schweregrad III		44			42	
Alter bis 60 J.	21		14 =40 %	19		7 = 26,9 %
über 61 J.	2		7	3		13
Insgesamt	23		21 = 47,7 %	22		20 = 47,6 %
Gesamt-Fallzahl	35	59	24 = 40,7 %	35	56	21 = 37,5 %

An der hiesigen Klinik konnten nur bei 10 (=16,9 %) von 59 Patienten,
deren Wunde excidiert wurde, die Erreger kulturell oder im Tierversuch
nachgewiesen werden. In einem weiteren Fall konnte anläßlich der Obduktion in osteomyelitischem Gewebe Clostridium tetani gefunden werden.
SCHARIZER (1959) gelang der Erregernachweis in 2–4% der Fälle.

In Übereinstimmung mit MOLLARET (1959), MÖRL (1964), RÜGHEIMER
(1967) und anderen bleibt in der hiesigen Klinik bei manifestem Tetanus
funktionell wesentliches Gewebe unbedingt erhalten; auch reizlose Narben
bleiben unangetastet, obwohl DECKNER (1939) in Narbengewebe Fremd-
partikel und Tetanuserreger nachweisen konnte und daraufhin die sekundäre Wundausschneidung empfohlen hatte.

So wurde auch bei einer post abortum eingetretenen Tetanusinfektion der
Uterus belassen. Die 23jährige Patientin (S., R., Nr. 77, Aufn.-Dat. 9. 8. 1964)

mußte 39 Tage lang beatmet werden, wurde wieder gesund und heiratete später. Ob sie Kinder bekommen hat, ist uns bisher nicht bekannt geworden.

b) Therapie mit Tetanus-Antitoxin

Die heutigen Fermo-Seren sind hochgradig gereinigte, vorwiegend Gamma-Globuline enthaltende Eiweißstoffe mit standardisiertem Antitoxingehalt. Seit 1964 steht ein aus dem Serum aktiv gegen Tetanus immunisierter Spender gewonnenes, inzwischen ebenfalls standardisiertes humanes Anti-Tetanus-Gamma-Globulin (Hyper-Immunglobulin) ohne antigene Eigenschaften zur Verfügung.

Antitoxin wird ebenso wie Toxin und Toxoid nach Einheiten bemessen. So bedeuten:

1 BE (Behringsche Einheit) = 1 antitoxische Einheit, die die tödliche Toxinmenge für 2 500 000 Mäuse zu 16 g = 40 000 000 Grammgewicht Maus so neutralisiert, daß die Tiere 4 Tage am Leben bleiben = 80 U (Unit, amerikanische Einheit).

1 IE (internationale Einheit) = 0,0125 BE = 1 U = 2 AE (alte internationale Einheiten) = 0,0003094 g des internationalen Standardpräparates.

1 Toxineinheit entspricht einer Antitoxineinheit bzw. einer Formoltoxoideinheit.

Über den Nutzen einer Antitoxingabe bei manifestem Tetanus wird seit Jahren diskutiert. Tetanus-Antitoxin hat bekanntermaßen nur einen Einfluß auf noch nicht im Gewebe fixiertes Toxin (z. B. WEBSTER u. LAURENCE, 1963). SMITH (1964) konnte in Tierversuchen zeigen, daß eine letale Toxindosis bereits innerhalb von 4 Std entstanden war. Aus anderen Tierversuchen (NISHIURA, 1929; ABEL u. CHALIAN, 1938; WEISSCHEDEL, 1956; BEDJANIC u. BANIC, 1963) weiß man, daß umso mehr Antitoxin zur Toxinneutralisation notwendig ist, je länger der Zeitraum zwischen Toxin- und Antitoxingabe beträgt, und daß zur Vermeidung eines Tetanus umso mehr Antitoxin benötigt wird, je höher die zur Infektion führende Toxindosis ist. Man kann also von einer Zeit-Dosis-Relation sprechen, wobei nach Ablauf einer gewissen, begrenzten Zeitspanne, die offensichtlich von der gegebenen Toxinmenge bestimmt ist, eine weitere Erhöhung der Antitoxindosis keinen Effekt mehr zu zeigen vermag und es zur Manifestierung der Krankheit kommt.

Es kann nicht überraschen, daß PATEL u. MEHTA (1966) nur selten beim manifesten Tetanus noch freies Toxin nachweisen konnten (im Blut bei 166 Patienten 18mal, in Liquor bei 105 Patienten 4mal). In einer früheren Arbeit (PATEL et al., 1963) waren alle Mäuse, denen Blut von 65 Patienten aller Schweregrade und von 43 Patienten mit schwerem Tetanus bzw. Liquor von 31 Patienten injiziert wurde, ohne Krankheitssymptome gesund geblieben.

Berücksichtigt man zusätzliche Erfahrungen aus der Serumprophylaxe des Tetanus, die besagen, daß auch eine Dosierung bis zu 10 000 IE tierischen Antitoxins 24 Std nach der Verletzung zu spät kommt (BIANCHI, 1962), dann ist eine Antitoxinwirkung nach Ausbruch der Tetanuskrankheit nicht mehr zu erwarten oder zumindest fragwürdig.

Es ist deshalb verständlich, daß auch aus umfassenden Statistiken, wie sie in den letzten Jahren aus Indien, einem Land mit sehr hoher Tetanusmorbidität, bekannt wurden, kein eindeutiger Einfluß auf das Krankheitsgeschehen durch *tierisches Tetanus-Antitoxin* abgelesen werden kann.

VAISHNAVA et al. (1963) hatten über Erfahrungen an 2200 Patienten berichtet. Zur Verwendung kamen bei einer jeweils unterschiedlichen Zahl von Patienten des (PATELschen) Schweregrad I–V Dosen zwischen 5000 und 100 000 IE; 11 Patienten erhielten kein Antitoxin. Die Mortalität stieg von Schweregrad I bis Schweregrad V, ohne daß die Anwendung oder Dosierungshöhe des Antitoxins einen Einfluß gezeigt hätte. Trotzdem glaubten die Autoren, eine Dosierung zwischen 30 000 bis 60 000 IE empfehlen zu können.

Ein Teil der Autoren berichtete zusammen mit anderen (VAISHNAVA et al., 1966) über weitere 470 Patienten, denen je 10 000, 30 000 und 60 000 IE Tetanus-Antitoxin gegeben wurden; eine vierte Vergleichsgruppe erhielt kein Antitoxin. 50,4–59 % der Patienten überlebten.

PATEL, MEHTA u. GOODLUCK (1963) überblickten aus 8 ½ Jahren 4718 Tetanusfälle. Ihre Patienten erhielten zwischen 5000 und 240 000 IE Tetanus-Antitoxin; 81 Patienten bekamen keines. Die Mortalität betrug zwischen 36,2 und 47,3 % und stieg mit dem Schweregrad an. Anhand dieser Erfahrungen sehen diese Autoren 5000 IE Tetanus-Antitoxin als ausreichend an, glauben aber, daß dem Antitoxin ein gewisser Wert nicht abzusprechen sei.

Zu gleichem Ergebnis kamen ATHAVALE u. PAI (zuletzt 1966) für die Anwendung von Tetanus-Antitoxin bei Kindern und Neugeborenen. Bei insgesamt 559 Fällen, die bis zu 30 000 IE Tetanus-Antitoxin erhielten, ließ sich eine Wirkung der Antitoxingabe nur vermuten aber nicht statistisch sichern.

Die klinische Erfahrung dieser indischen Autoren, die zahlenmäßig den größten Überblick haben dürften, bestätigt die obigen Überlegungen, und man muß sich eingestehen, daß etwa 75 Jahre nach der Einführung des heterologen Tetanus-Antitoxins dessen Wert in der Therapie des Wundstarrkrampfs nach wie vor als unbewiesen anzusehen ist.

Im eigenen Krankengut liegt die Mortalität bei 66 Patienten, die tierisches Antitoxin entweder als fraktionierte Gabe oder als Einmaldosis in verschiedener Höhe bei Krankenhausaufnahme bekommen haben, zwischen 38,5 und 47,1 % (Tab. 3) und fügt sich damit zwanglos in große Statistiken ein.

Die bekannten allergischen Komplikationen durch tierisches Antitoxin und die mögliche Schädigung vorwiegend parenchymatöser Organe durch den Phenolanteil tierischen Serums dürfen vor allem bei Anwendung hoher Dosen nicht unterschätzt werden (FRANKE, MAURATH u. KIRCHNER, 1960; SALZMANN, 1963; MAYRHOFER, KUCHER u. CHOTT, 1964; CLAUBERG, 1965).

Tabelle 3. *Einfluß verschiedener Applikationsformen tierischen Tetanus-Antitoxins auf die Mortalität bei 66 Patienten aller Altersstufen und Schweregrade von 1954–1967*

fraktionierte Dosis bis 505 000 IE			Einmaldosis bis maximal 125 000 IE			hohe Einmaldosis 240 000–2 Mill. IE		
überl.	Fall-zahl	verst.	überl.	Fall-zahl	verst.	überl.	Fall-zahl	verst.
24	39	15 (38,5 %)	6	10	4 (40 %)	9	17	8 (47,1 %)

Diese Gefahren lassen sich bei Verwendung *humanen Antitoxins* vermeiden. GOTTESBÜHREN (1939) hatte den Vorschlag gemacht, Blut aktiv gegen Tetanus immunisierter Spender zur Tetanustherapie zu verwenden, zunächst vorwiegend unter der Vorstellung, daß arteigene Antitoxine erheblich langsamer ausgeschieden werden. Dieser Vorschlag wurde mehrfach aufgegriffen und durchgeführt (z. B. KÖLE, 1951; SPATH, 1956; MÖRL, 1962; NEUMANN, 1962; STIRNEMANN u. BÜCHLER, 1962; WINKELBAUER, 1962).

Grundsätzlich ist vom homologen Tetanus-Antitoxin jedoch weder in der Prophylaxe noch in der Therapie ein besserer Effekt gegenüber tierischem Antitoxin zu erwarten. Der eindeutige Vorteil liegt in der Vermeidung aller Gefahren des tierischen Antitoxins, so daß heute nur noch humanes Antitoxin zur Anwendung kommen sollte.

Tabelle 4 zeigt im Vergleich die Mortalität bei 115 Patienten aus den Jahren 1954 bis 1967, die teils tierisches, teils humanes Antitoxin erhalten haben und teils ohne Antitoxin behandelt wurden.

Tabelle 4. *Einfluß der Therapie mit Tetanus-Antitoxin auf die Mortalität bei 115 Patienten aller Altersstufen und Schweregrade von 1954–1967*

kein Antitoxin			tierisches Antitoxin			humanes Antitoxin		
überl.	Fall-zahl	verst.	überl.	Fall-zahl	verst.	überl.	Fall-zahl	verst.
13	23	10 (43,5 %)	39	66	27 (40,9 %)	18	26	8 (30,8 %)

Die Antitoxindosierung wurde so gewählt, daß innerhalb weniger Stunden im Patientenserum ein ausreichender Schutztiter gegenüber Tetanustoxin erwartet werden konnte. Die Angaben über die Höhe der „Schutzschwelle" differieren zwischen 0,001 und 0,2 IE/ml Serum (vgl. STIRNEMANN, 1966). Man muß hierbei zwischen der durch aktive Immunisierung hervorgerufenen Zellimmunität, die wesentlicher als der Antitoxingehalt des Serums ist, und dem durch passive Antitoxinzufuhr erreichten Schutztiter unterscheiden. REGAMEY u. SCHLEGEL (1950) bestimmten die Schutzgrenze bei aktiver Immunisierung mit 0,002 IE/ml Serum, eventuell sogar noch niedriger liegend, für die passive Zufuhr von Antitoxin dagegen mit 0,1 bis 0,2 IE/ml Serum. REGAMEY (1966) sah für die passive Prophylaxe 0,01 bis 0,1 IE/ml Serum als ausreichend an.

Innerhalb weniger Stunden nach intramuskulärer Injektion humanen Antitoxins wird ein Ansteigen des Antikörpertiters im Patientenserum beobachtet. Vereinzelt wird zur Initialbehandlung bei manifestem Tetanus homologes Antitoxin intravenös zugeführt (ELLIS, 1963; AUERSWALD et al., 1966/1968; STIRNEMANN, 1966). Die Halbwertszeit beträgt 4 bis 5 Wochen.

AUERSWALD et al. (1966/1968) haben bei Tetanus ein der theoretisch errechneten Verschwinderate nicht entsprechendes schnelleres Absinken des Antitoxinspiegels im Serum beobachtet und in Zusammenhang mit einer gleichzeitigen Toxoidgabe gebracht. Drei Patienten unserer Klinik, die humanes Antitoxin (12 000 bis 19 600 IE) zusammen mit Toxoid (fünf- bis sechsmal im Abstand von je zwei Tagen) erhalten hatten, zeigten keinen sicheren Unterschied ihres Antikörpertiters gegenüber einer reinen Antitoxingabe bei anderen Patienten.

Einen Überblick über bisherige Ergebnisse der Anwendung homologen Antitoxins zur Therapie des manifesten Tetanus gibt die Tabelle 5. Soweit Angaben über die Mortalität und die erreichte Titerhöhe im Patientenserum vorliegen, sind sie angeführt. Soweit Titerbestimmungen vorliegen, ist die kritische Grenze außer von STIRNEMANNs Patienten überall überschritten worden. Allerdings wurden dort nur Dosen gegeben, wie sie üblicherweise zur passiven Prophylaxe angewandt werden. Höhere Titer waren deshalb nicht zu erwarten (vgl. SMOLENS et al., 1961; KRAUT, 1962; RUBBO u. SURI, 1962; RUBINSTEIN, 1962; KABAT, 1963; McCOMB, 1964; LAURENCE et al., 1965; SHIRKEY, 1965; ZÜST, 1967).

Die Gesamtmortalität dieser mit humanem Antitoxin behandelten Patienten liegt mit 25,1% (163 Fälle, davon 122 Überlebende, 41 Verstorbene) niedrig. Man muß dabei berücksichtigen, daß alle diese Patienten in den vergangenen Jahren behandelt wurden, in denen durch die moderne symptomatische Therapie bessere Überlebensaussichten für Tetanuskranke bestehen. Darauf hatte ELLIS 1963 schon aufmerksam gemacht.

Bestehen während der sonstigen Tetanustherapie in modernen Beatmungszentren, die über ausreichende Erfahrung mit Tetanuspatienten verfügen, keine Unterschiede, so ist auch das Ergebnis einer Therapie mit heterologem bzw. homologem Tetanus-Antitoxin etwa gleich. Bei ELLIS (1963) starben unter Anwendung homologen Antitoxins von 25 Patienten 2, unter Anwendung heterologen Antitoxins von 31 Patienten 5. Bei ERIKSON u. ULLBERG-OLSSON (1966) betrug das Verhältnis 24 : 8 bzw. 22 : 7.

3*

Tabelle 5. *Dosierung und Antikörperspiegel im Serum bei tetanuskranken Patienten aller Schweregrade nach Anwendung humanen Antitoxins*

Autor, Land	Dosierung IE	Titerhöhe	Dauer

ELLIS 1963,
  Leeds, England
  25 Fälle, davon 2 verstorben
	20 000–80 000 iv
	8 000–16 000
		am 2. Tag über 2 IE/ml	

NATION et al. 1963
  Los Angeles, USA
  20 Fälle, davon 6 verstorben
	3 000– 6 000		

WEHRLE 1963
  Los Angeles, USA
  5 Kinder, davon 0 verstorben
  13 Erwachsene, davon 6 verstorben
	3 000– 6 000
	3 000– 4 500		

VOSS et al. 1965
  Gießen, Deutschland
  6 Fälle, davon 0 verstorben
	3 000–56 000 im		

AUERSWALD et al. 1966
  Wien, Österreich
  7 Fälle, davon 4 verstorben
	15 000–30 000
	im, teils iv
		2–10 IE/ml (vor
		Krankenhaus-
		aufnahme
		equines TAT)	

ERIKSSON et al. 1966
  Stockholm, Schweden
  24 Fälle, davon 8 = 33 % verstorben
	15 000		

STIRNEMANN 1966
  Bern, Schweiz
  2 Kinder, 5 Erwachsene, davon 0 verstorben
	250– 500 iv	0,005–0,1 IE	bis 4 Wochen

EYRICH 1964–1967[a]
  Freiburg, Deutschland
  26 Fälle, davon 8 = 30,8 % verstorben
	1 560–75 000 im	0,01–5,0 IE	über 3–4 Wochen

CLAUBERG et al. 1967
  Tübingen, Deutschland
  25 Fälle, davon 5 = 20 % verstorben
	35 000–56 000 im		

AUERSWALD et al. 1968
  Wien, Österreich
 	
  5 Patienten, davon 2 verstorben
	10 000 iv }
	10 000 im }
	20 000 im
	10 000 iv }
	10 000 im }
	20 000 iv }
	30 000 im }
	20 000 iv }
	30 000 im }
		knapp 3 IE
		  dann 0,4 IE/ml
		ca. 1,0 IE/ml
		knapp 3 IE
		  dann 0,4 IE/ml
		ca. 0,5 IE/ml
		
		ca. 3 IE/ml
			für 8 Tage
			
			für 4 Wochen
			für 8 Tage

[a] Die Bestimmung der Antikörper im Serum der Tetanuskranken verdanke ich Herrn Dr. KÖRNER, Behring-Werke, Marburg.

Zusammenfassend muß man feststellen, daß weder die Wirksamkeit des heterologen, noch die des homologen Antitoxins eindeutig bewiesen ist. Sicher ist, daß heterologes Antitoxin gefährliche, eventuell tödliche Zwischenfälle (Allergie, Parenchymschaden) verursachen kann. In der Therapie des Tetanus sollte es deshalb durch homologes Antitoxin ersetzt werden. Ob das homologe Antitoxin den Ablauf der Erkrankung besser beeinflussen kann als das heterologe Antitoxin, ist nach bisheriger Erfahrung fraglich.

c) Therapie mit Tetanus-Toxoid

Toxoid bzw. Anatoxin ist entgiftetes Toxin. Unter Einwirkung von Formaldehyd auf Tetanustoxin entsteht Fluidtoxoid, das in Deutschland an Aluminiumhydroxyd adsorbiert wird. Der Gehalt verschiedener Toxoid-Impfstoffe ist verschieden; das hier vorwiegend angewandte Tetanol enthält z. B. ungefähr 150 IE/ml; Impfstoffe aus der Schweiz haben etwa 40 IE/ml, englische nur cá. 8 IE/ml.

Die Toxoidanwendung in Intervallen führt zu einem verläßlichen Schutz des Empfängers gegen Wundstarrkrampf. Jedoch ist bis heute der Aufbau der körpereigenen Immunität in der Regel nicht unter 18–21 Tagen zu erreichen. Damit ist ein Schutz nach stattgehabter Verletzung und erst recht nach Manifestation der Erkrankung nicht mehr zu erwarten.

KRECH (1949) hatte an Mäusen bei Toxoidzufuhr eine deutliche Verzögerung der Tetanusinfektion beobachtet. WOLTERS u. FISCHOEDER (1954) setzten von Mäusen gewonnenen Hirnbrei ohne und nach vorheriger Toxoidgabe Tetanustoxin aus und stellten eine deutlich verminderte Toxinwirkung fest. Sie vermuteten, daß Toxoid die Gewebsrezeptoren blockieren und damit eine Toxinfixation verhindern würde. Unter der Vorstellung, daß Toxoid nicht nur eine Toxinfixierung unterbinden würde, sondern eventuell sogar bereits fixiertes Toxin wieder aus der Gewebsfixation verdrängen könne – und damit als nun wieder frei zirkulierendes Toxin durch Antitoxin neutralisierbar machen würde –, wurde nach Ausbruch eines Tetanus Toxoid gegeben. Von KUNTZEN (1947) war dies an einer großen Zahl von Verwundeten versucht worden; eine Krankheitsbeeinflussung durch Toxoid bei gleichzeitiger Antitoxingabe konnte er nicht feststellen. LANDES, KUMMER u. OTT (1959) sahen bei einer geringen Patientenzahl einen anscheinend günstigen Einfluß des Toxoids, und auch von anderer Seite wurde Toxoid befürwortet, da es die Antikörperproduktion stimuliere und dadurch schließlich zur Überwindung der Krankheit beitragen könne (z. B. BEER et al., 1963; RÜGHEIMER, 1966).

An unserer Klinik haben zwischen 1954 und 1967 55 Patienten unabhängig vom Schweregrad ihrer Erkrankung nach Krankheitsausbruch Tetanus-Toxoid erhalten; 41 davon erhielten mehr als drei Injektionen; die höchste angewandte Dosierung betrug neunmal je 0,5 ml Tetanol. In

der Regel wurden alle zwei Tage je 0,5 ml Tetanol gegeben, als Anfangs-
dosis gelegentlich 1,0 ml. Tabelle 6 zeigt das Ergebnis:

Tabelle 6. *Einfluß von Toxoidgaben (0,5 ml Tetanol) auf die Überlebensrate bei mani-*
festem Tetanus aller Schweregrade, 1954–1967. (Alter der verstorbenen Patienten:
1–2 mal Toxoid: 1, 25, 35, 40, 59, 59, 70, 72, 73 Jahre. Über 3 mal Toxoid: 1, 21,
24, 28, 58, 60, 64, 66, 67, 68, 73, 73, 80, 91 Jahre)

	Fallzahl	überlebt	verstorben
	55	32	23 = 41,8 %
1–2 mal Toxoid	14	5	9 = 64,3 %
über 3 mal Toxoid	41	27	14 = 34,1 %

In der Tabelle 7 sind nur die Patienten mit schwerem Tetanus
(Schweregrad III) berücksichtigt.

Tabelle 7. *Einfluß von Toxoidgaben (0,5 ml Tetanol) auf die Überlebensrate bei mani-*
festem Tetanus, Schweregrad III, 1954–1967. (Alter der verstorbenen Patienten:
1–2 mal Toxoid: 1, 25, 35, 40, 59, 59, 70, 72, 73 Jahre. Über 3 mal Toxoid: 21, 24,
28, 58, 60, 64, 66, 67, 68, 73, 73, 80, 91 Jahre)

	Fallzahl	überlebt	verstorben
	47	25	22 = 46,8 %
1–2 mal Toxoid	11	2	9 = 81,8 %
über 3 mal Toxoid	36	23	13 = 36,1 %

Auffallenderweise ist bei den Patienten, die mehr als drei Toxoid-
injektionen bekommen haben, eine geringere Mortalität gegenüber denen,
die nur ein- bis zweimal Toxoid erhalten hatten, zu beobachten. Die Zahlen
sind, darauf ist hinzuweisen, nicht signifikant. Man könnte dennoch vermuten, daß Toxoid nach Manifestation des Tetanus noch einen günstigen
Einfluß auszuüben in der Lage wäre. Ob es bei der Behandlung wirklich
von Nutzen ist, müssen weitere Beobachtungen klären.

Bestimmungen von Antikörpertitern im Serum tetanuskranker Patienten während Toxoidzufuhr, wie sie bei der sogenannten Schnellimmunisierung nach HAAS (1961) geübt wird, liegen in der Literatur bisher noch
nicht vor. Bei einem Patienten des hiesigen Patientengutes, der während
der Tetanuserkrankung aktiv immunisiert wurde, konnte der Antitoxintiter im Serum bestimmt werden.

Pat. B., R., 16 J., Nr. 91, Aufn.-Dat. 7. 3. 1966: Sein Anfangstiter betrug
weniger als 0,01 IE/ml Serum; nach fünfmaliger, alle zwei Tage erfolgender
Toxoidinjektion zeigte er am 38. Krankheitstag einen Titer von 0,02 IE/ml als
Höchstwert.

Trotz Simultanbehandlung mit homologem Serum und Toxoid wurden ausreichende „Schutz"werte erreicht. So erhielt eine 15jährige Patientin während der ersten zehn Behandlungstage fraktioniert 19 600 IE humanes Antitoxin, sie wurde gleichzeitig mit fünf Toxoidinjektionen alle zwei Tage immunisiert.

Pat. A., A., 15 J., Nr. 86, Aufn.-Dat. 27. 8. 1965: Der höchste erreichte Serumtiter betrug 1 IE/ml; bis zum 39. Tag sanken die Werte ab auf 0,15 IE/ml Serum; am 43. Tag betrug der Titer wieder 0,2 IE/ml.

Ein gleichzeitig behandelter 26jähriger Patient hatte am Unfalltag und 8 Tage später je 0,5 ml Tetanol erhalten. Nach Krankenhausaufnahme wurde täglich 10 Tage lang humanes Antitoxin gegeben, insgesamt 18 120 IE.

Pat. T., E., Nr. 87, Aufn.-Dat. 28. 8. 1965: Am 12. Tag wurden als höchster Serumtiterwert 0,3 IE/ml festgestellt; bis zum 28. Tag blieb der Titer zwischen 0,2 und 0,1 IE/ml; bis zum 45. Tag war er nicht mehr höher als 0,1 IE/ml Serum.

Ein anderer Patient zeigte trotz insuffizienter Vorimpfung einen eindeutigen Booster-Effekt auf Tetanus-Toxoid während des Krankheitsablaufs.

Pat. S., J., 14 J., Nr. 95, Aufn.-Dat. 21. 6. 1966: Der Junge hatte am 30. 5. 1960 eine Ampulle Trivirelon erhalten. Am 27. 2. 1963 wurden ihm anläßlich einer Verletzung 1500 IE (tierisches) Antitoxin und gleichzeitig 0,5 ml Tetanol gegeben. Am 13. 6. 1966 erneute Verletzung, diesmal keine ärztliche Behandlung. Ab 19. 6. 1966 manifester Tetanus und trotz der Vorimmunisierung schwerster Krankheitsverlauf. Nach Beginn der stationären Behandlung am 21. 6. 1966 wurden alle 2 Tage je 0,5 ml Tetanol insgesamt dreimal injiziert. Der Antikörpertiter lag zu Beginn der Behandlung unter 0,01 IE/ml, bei allen späterenMessungen zwischen 0,1 und 0,5 IE/ml Serum.

Klinisch ließ sich bei keinem dieser Patienten ein Unterschied im Krankheitsablauf feststellen. Ob ein Zusammenhang zwischen der Krankheit und dem während und nach Toxoidapplikation nicht sehr hohen Antikörperspiegel im Serum der tetanuskranken Patienten besteht, muß vorläufig offen bleiben. Als Ursache käme einmal eine verzögerte Antikörperbildung während der Erkrankung in Betracht; zum andern ist an einen sofortigen Antikörperverbrauch durch Toxinbildung zu denken, soweit nicht eine Beeinflussung durch die gleichzeitige Gabe homologen Antitoxins vorlag.

d) Antibiotika in der spezifischen Tetanustherapie

Penicillin, Tetracyclin, Oxytetracyclin und Pyrrolidino-Methyl-Tetracyclin können in ausreichend hoher Dosierung und bei rechtzeitiger Applikation im Tierexperiment einen schützenden Effekt gegen eine Tetanusinfektion ausüben (BUSILA et al., 1966; VERONESI, 1966). In der prophylaktischen Anwendung schützt Methacycline sogar besser als Tetanus-Antitoxin (VERONESI, 1966). Nicht alle Erregerstämme sind jedoch gleich empfindlich (BLATTNER, 1965). Die klinische Anwendung ist umstritten (z. B. LAURENCE, EVANS u. SMITH, 1966; WEISER u. BÜNTE, 1965; STIRNEMANN, 1966). Eine Wirkung ist nur auf die vegetativen Formen, nicht aber auf Sporen oder Toxin zu erwarten. Eine Ausnahme scheint Pyrrolidino-Methyl-Tetracyclin (Reverin) zu machen, das nach Untersuchungen von BUSILA et al. (1966) in vitro Tetanustoxin zu neutralisieren vermag.

Für die Therapie des manifesten Tetanus fehlt bis heute der Beweis, daß Antibiotika irgendeinen Effekt auf frei zirkulierendes oder gar bereits fixiertes Tetanustoxin zeigen. So können antibiotische Substanzen so wenig wie Sulfonamide (KILLIAN, 1951) als effektiv angesehen werden; sie haben aber ihren festen Platz in der Behandlung von Komplikationen während des Krankheitsablaufs.

Chloramphenicol vermag durch Hemmung der Proteinsynthese immunologische Vorgänge zu beeinflussen. Damit wird, wie DANIEL, SUHRLAND u. WEISBERGER 1965 bei gleichzeitiger Anwendung von Tetanustoxoid auch beim Menschen nachweisen konnten, die Antikörperbildung vermindert. Vor allem bei gleichzeitiger Toxoidgabe ist deshalb die Anwendung von Chloramphenicol bei Tetanus kontraindiziert.

e) Corticoide in der Tetanustherapie

Nach Vergleichsversuchen an 40 Patienten mit schwerem Tetanus hatten LEWIS et al. 1954 aus Indien mitgeteilt, daß die orale Gabe von Cortison und Hydrocortison zu einer Abschwächung des Krankheitsverlaufs geführt habe, daß eine intramuskuläre Injektion dagegen die Muskelspasmen verstärke. CHRISTENSEN u. THURBER (1957) hatten anscheinend erfolgreich 5 Patienten mit schwerem Tetanus Corticosteroide in der Absicht gegeben, die durch die anhaltenden Krämpfe eintretende Erschöpfung und gleichzeitig andere, den Ablauf komplizierende Infektionen oder allergische Reaktionen gegen zugeführtes Antitoxin günstig beeinflussen zu können.

Vereinzelt liegen aus den letzten Jahren Mitteilungen über eine intralumbale Cortisonanwendung vor (SEYFFERT u. WILBRANDT, 1964; KOBAN, 1965; AUERSWALD et al., 1966; KOCH u. WILDE, 1967). Da es sich jeweils nur um eine kleine Patientenzahl handelt, kann nichts Endgültiges über diese Therapie gesagt werden. Die meisten Autoren berichten über eine zeitlich begrenzte Abschwächung und Verringerung der Muskelspasmen, die nach Abklingen der Wirkung eine erneute intralumbale Cortison-Injektion notwendig machte. Eine Abkürzung des Krankheitsverlaufs oder eine geringere Letalität ist nicht festzustellen.

BUSILA et al. (1966) fanden bei Mäusen und Kaninchen, daß die Verabreichung von Hydrocortison nach dem Erscheinen der ersten klinischen Tetanuszeichen den Tod nicht verhindern kann. Das entspricht früheren tierexperimentellen Beobachtungen (z. B. LAURENCE u. WEBSTER, 1963; KOCH u. WILDE, 1967). Eine theoretische Rechtfertigung der Cortisonanwendung bei Tetanus steht noch aus; am ehesten ist an eine Beeinflussung entzündlicher Vorgänge durch antiinflammatorische Wirkung bei einer tetanusbedingten Meso-Diencephalitis im Gewebe des Zentralnervensystems zu denken, wie AUERSWALD et al. (1966) annehmen. Eine mögliche Beeinflussung der durch Tetanus-Toxin gestörten Übermittlerfunktion an Synapsen des Rückenmarks, wie es für Aldosteron diskutiert wird (KOSTRUBIAK u. HOWARD, 1965), muß dahingestellt bleiben.

5 Patienten der hiesigen Klinik mit Tetanus erhielten nach Manifestation der Erkrankung Corticoide, 2 davon intralumbal. Klinisch war keine Besserung des Zustands festzustellen, die man hätte darauf zurückführen können, so daß diese Therapieform wieder verlassen wurde.

Corticosteroide können zu Myopathien führen (ENGEL, 1966; CAVALCA, 1967; THOMAS, 1968). Da auch bei Tetanus eine Myopathie auftritt, ist eine nicht sicher begründete Corticoid-Anwendung möglicherweise gefährlich und deshalb nicht indiziert.

f) Niedermolekulare Infusionslösungen

SCHUBERT (1948) berichtete über die Anwendung niedermolekularer Kollidonfraktionen unter der Vorstellung, daß Tetanustoxin über eine Bindung an Kollidon eliminiert werden könne. In der Literatur finden sich nur vereinzelte klinische Erfahrungsberichte, so etwa MÜHLBAUER (1952), GRIESSER (1956), LANDES, KUMMER u. OTT (1959) und SCHUBERT (1954/1956) selbst. Von LAURENCE u. WEBSTER (1963) wird Kollidon abgelehnt,

Eigene Erfahrungen liegen nicht vor; während der symptomatischen Tetanustherapie zugeführte Plasmaexpander (auch niedermolekulare Dextrane) zeigten keinen sichtbaren Einfluß.

g) Hyperbare Oxygenierung

PASCALE et al. (1964) hatten mit der hyperbaren Oxygenierung bei 9 tetanuskranken Patienten gute Erfolge gesehen; allerdings handelte es sich teilweise um leichte Erkrankungsfälle. In jüngerer Zeit wird das Verfahren zur Tetanustherapie zurückhaltend beurteilt (BÜCHERL, 1965; POULSEN, 1965); im Tierversuch ist kein sicherer Einfluß zu beobachten (STIRNEMANN, 1966).

2. Symptomatische Therapie des manifesten Tetanus

Einmal im Organismus fixiertes Tetanustoxin kann nicht mehr aus seiner Gewebsbindung verdrängt werden. Die Wirkung des Toxins läßt aber nach einer bestimmten Zeit, die in der Regel mit 2–4 Wochen anzusetzen ist, von selbst nach. Bleibt der Tetanuskranke so lange am Leben, hat er die Möglichkeit zu voller Genesung.

Therapeutische Hauptaufgabe ist demnach die Lösung der muskulären Hypertension und die Unterbindung der Tetanuskrämpfe. Drei Medikamentengruppen stehen dafür zur Verfügung:

a) Sedativa,

b) sogenannte zentral angreifende Relaxantien,

c) die peripher an den myoneuralen Verbindungsstellen wirkenden Muskelrelaxantien im engeren Sinn.

a) Sedativa

Reize aller Art vermögen bei der dem Tetanuskranken eigenen Hypersensibilität jederzeit generalisierte und für den Patienten lebensbedrohliche Krämpfe auszulösen. Das Verbringen der Kranken in einen ruhigen, dunklen Raum und eine medikamentöse Abschirmung vermindert die Zahl der Krampfanfälle. Chloroform, Chloralhydrat, Tribromäthanol (Avertin), Paraldehyd, Morphin oder Dauernarkosen mit Äther als fünfprozentige Lösung intravenös werden heute nicht mehr benutzt. LASSEN (1954) nahm Lachgas und mußte ebenso wie andere Autoren feststellen, daß bei Langzeitanwendung eine aplastische Anämie auftreten kann (LASSEN et al., 1956; WILSON, MARTIN u. LAST, 1956; LAWRENCE u. SANDO, 1959; STEAD et al., 1962; MØLLER u. KRISTENSEN, 1965). Als kritische Grenze der Lachgasapplikation gelten 48 Std (ROTH, 1963).

HAID (1968) hielt ein fünfjähriges Kind mit Tetanus über drei Wochen völlig, weitere zwei Wochen teilweise in einer Halothane-Lachgas-Dauernarkose. Der Junge starb an den Folgen einer Arrosionsblutung; bei der Obduktion ließ sich kein Anhalt für eine Leber- oder Knochenmarkschädigung finden.

Hydroxydion, ein Steroid-Derivat (z. B. BIRKNER u. OPDERBECKE, 1958) wurde wegen erheblicher Venenwandreizungen bald wieder verlassen, zumal – wenn auch selten – mit Ikterus zu rechnen ist (LAURENCE u. WEBSTER, 1963).

Barbiturate werden in der Tetanustherapie häufig angewandt. Sie wirken über eine Hemmung des Zentralnervensystems vorwiegend sedativ und krampfmildernd, durch Minderung der psychischen Schmerzreaktion auch gering analgetisch. Beim lokalen Tetanus des Kaninchens beobachteten WRIGHT, MORGAN u. WRIGHT (1952), HOUGS u. ANDERSEN (1954) eine

Beseitigung der Aktionsströme, ohne daß – wie etwa durch Curare – der Tonus der betroffenen Muskulatur verändert wurde.

Über Barbiturate bei der Tetanustherapie berichten zahlreiche Publikationen. PERLSTEIN, TURNER u. ELAM (1958) äußern sich aufgrund elektromyographischer Beobachtungen zurückhaltend, da z. B. Pentobarbital nur das Bewußtsein beeinflusse, aber nicht die im Tetanus gestörte Übermittlerfunktion des Rückenmarks. CRANDELL u. WHITCHER (1960), ALTEMEYER, CULEERTSON u. GONZALES (1960) und viele andere verwenden es als Basis-Hypnotikum. MAYRHOFER, KUCHER u. CHOTT (1964) warnen vor der drohenden Hypoventilation und empfehlen die Anwendung nur unter sorgfältiger Überwachung. HARTUNG u. BARTSCH (1966) dagegen vermuten nach Erfahrungen an 16 Patienten eine Überlegenheit der reinen Barbiturat-Dauerschlaftherapie, bei der sie insgesamt 33,95 g Barbiturat (meist Thiopental [Trapanal] und Phenobarbital [Luminal]) gaben, gegenüber der auch bei ihnen früher angewandten Beatmungstherapie. Als Nebenwirkungen wurden für einige Zeit Entziehungserscheinungen, aber keine Leberschäden beobachtet. Ob Blutgas-Analysen während der Behandlungszeit durchgeführt wurden, ist der Arbeit nicht zu entnehmen.

Im Tierexperiment ließ sich gegenüber anderen sedierenden Substanzen keine Überlegenheit feststellen; FIROR, LAMONT u. SHUMACKER (1940) fanden im Gegenteil bei tetanuskranken Hunden mit Barbituraten (ebenso wie mit Tribromäthanol) eine verkürzte Lebenszeit. ADAMS (1958) verglich klinisch an 171 tetanuskranken Kindern die Wirkung von Barbituraten mit Chlorpromazin, ohne daß sich im Ergebnis ein Unterschied zeigte. Gleiches gilt für viele andere Autoren.

An unserer Klinik wird zur Sedierung Äthyl-Methylbutyl-Barbitursäure (Nembutal) der intravenösen Infusion oder Dormopan, ein Kombinationspräparat aus Evipan (Methyl-Cyclohexenyl-Methylbarbitursäure), Phanodorm (Cyclohexenyl-Äthylbarbitursäure) und Adalin (Bromdiäthylacetylcarbamid), der Sondennahrung beigegeben.

Unerwünschter Nebeneffekt der Barbiturate ist die Atemdepression, die beim Tetanuskranken leicht die durch den muskulären Hypertonus verursachte Ateminsuffizienz verstärkt. Nur in sehr hoher Dosierung ist eine direkte Beeinflussung des Myokards, möglicherweise als Folge einer Utilisationsminderung der energiereichen Phosphate (WOLLENBERGER, 1947; FAWAZ, 1953), zu befürchten, die kardiale Störungen verstärken könnten.

Eine alleinige sedierende Therapie, z. B. durch Barbiturate, ist zur Therapie der schweren Tetanuserkrankung unzureichend. Während eine geringe Dosierung die Krämpfe nicht zu verhindern vermag, führt eine hohe Dosierung zwar zur Krampfunterdrückung, gleichzeitig aber durch Hypoventilation zu Hypoxie und respiratorischer Acidose. Nur die rechtzeitige Aufnahme künstlicher Beatmung gewährleistet dann noch eine ausreichende Ventilation.

b) Zentral angreifende Relaxantien

Aus klinischer Erfahrung heraus wurde zur Krampflinderung beim Tetanus Magnesium benutzt (SAEGESSER, 1933), das, wie man heute weiß, in ionisierter Form nicht nur das Zentralnervensystem, sondern auch die motorische Endplatte zu hemmen vermag.

Eine Afferenzhemmung und damit eine Reduktion der Reizausbreitung im Rückenmark bewirken Substanzen wie die Phenothiazine (Promethazin, Chlorpromazin o. ä.). Sie haben sich in der Tetanusbehandlung nicht bewährt, und HOSSLI (1956) warnte bereits vor Leberschädigungen. Phlebitiden und – nach hoher und andauernder Dosierung – auch Parkinson-Symptome sind weitere Nebenwirkungen.

Glycerinäther-Derivate, Mephenesin oder Meprobamat hemmen in Rückenmark und Hirnstamm die polysynaptische Reflexausbreitung, sind also dort wirksam, wo das Tetanustoxin zentrale Wirkung zeigt. Schwere Tetanuserkrankungen mit starken und häufigen Krämpfen können diese Medikamente nicht beherrschen (COLE, 1953); als Nebenwirkungen werden neben Phlebitiden Haemolysen und Haemoglobinurien beobachtet. In Verbindung mit Barbituraten führt Mephenesin zu Atemlähmung (KUSCHINSKY u. LÜLLMANN, 1966).

Benzodiazepin-Derivate werden in den letzten Jahren zur Tetanustherapie häufig benutzt. FEMI-PEARSE (1966) und HENDRICKSE u. SHERMAN (1966) hatten bei Erwachsenen und Kindern mit Tetanus Muskelspasmen lindern können; die Letalität blieb allerdings unverändert. RÜGHEIMER (1967) gab Tetanuskranken Dosen bis zu 300 mg täglich in Kombination mit Barbiturat (Nembutal) und sah keine Nebenwirkungen. CLAUBERG, SCHNEIDER u. BRÄNDLE (1967) konnten bei einer Dosierung bis zu 240 mg/die bei 25 Patienten die Letalität auf 20% senken (wobei gleichzeitig gegebenes humanes Tetanus-Antitoxin ihrer Meinung nach eine zusätzliche Rolle gespielt haben mag).

An der hiesigen Klinik wird Diazepam (Valium) bei leichtem und mittelschwerem Tetanus gegeben; bei den schweren Fällen vermag es auch in Kombination mit Barbituraten weder die Krämpfe noch die Ateminsuffizienz ausreichend zu verhindern.

Besser haben sich in den vergangenen Jahren die Komponenten der Neuroleptanalgesie, Dehydrobenzperidol und Fentanyl, bewährt. Es handelt sich hier um eine Mischung eines Neuroleptikums mit einem starken Analgetikum, bei dessen Anwendung der Patient ansprechbar und kooperativ bleiben kann, aber amnestisch ist. Diese Substanzen (als Kombinationspräparat Thalamonal oder als Einzelkomponenten gegeben) bleiben vorwiegend der Beatmungsphase vorbehalten, da Fentanyl bereits in einer Dosierung von 0,15–0,2 mg das Atemzentrum lähmt.

SCHROEDER, KETTLER u. STOFFREGEN (1965) hatten einem Patienten innerhalb 35 Tagen 6,22 l (!) Thalamonal gegeben. Ein hier behandelter Patient (W., H.-D., 23 J., Nr. 92, Aufn.-Dat. 19. 4. 1966) erhielt während der Behandlungszeit 1,44 l Thalamonal, das waren täglich bis zu 78 ml (3,9 mg Fentanyl bei Einzeldosen von 0,05–0,1 mg und 195 mg Dehydrobenzperidol). Er verließ nach 44 Tagen ohne Nachwirkungen, die vereinzelt über wenige Tage als Akinetosen auftreten können, die Klinik. Zu einem operativen Eingriff von etwa 2 Std Dauer werden ungefähr 15 ml Thalamonal benötigt. Nachteilige Spätfolgen auch hoher Dosierungen sind bisher nicht bekannt geworden (VOGEL, 1966).

c) Peripher wirksame „echte" Relaxantien

Als erste derartige Substanz wurde das als Indianerpfeilgift in Südamerika bekannte „Curare" von PETER MARTYRE D'ANGHERA in „de orbe novo" erwähnt. Als „Ourari" wurde es an Pfeilspitzen 1595 von dem englischen Admiral Sir WALTER RALEIGH nach Europa gebracht. Der Name Curare („curuiri") wird erstmals 1648 in der „Historia rerum naturalum Braziliae" des JÖRGE MARGGRAFF gebraucht. In den folgenden Jahren wurden verschiedene Bezeichnungen als mehr oder minder geglückte Versuche einer phonetischen Darstellung der Eingeborenenlaute benutzt: Urari, Ururara, Woorara, Avara, Wourali, Ourari.

Die Bezeichnung Wourali wird auf die Karaiben, frühere Seeräuber auf Inseln der Kleinen Antillen, zurückgeführt. Dieser Indianerstamm, der sich besonders gut auf die Giftbereitung verstand, nahm diese Kenntnisse mit, als er sich später im Norden Südamerikas zwischen Orinoko und Amazonas ansiedelte (etwa im Gebiet des heutigen Guayana). Der nur vereinzelt benutzte Name „Ticunas" für Curare wird auf den Namen eines peruanischen Indianerstammes zurückgeführt.

Die Substanz wird aus Holzgewächsen gewonnen, die zur Gattung der Strychnospflanzen gehören: Südamerikanische Strychnosgewächse liefern Curare, während man paradoxerweise aus einer Strychnospflanze Ostindiens, Indonesiens und Australiens (Strychnos nux vomica) Strychnin gewinnen kann, das als Gift Krämpfe wie bei Tetanus auszulösen vermag.

BRODIE (1811) hat vermutlich als erster Curare versuchsweise angewandt; im gleichen Jahr schlug FLOURENS Curare als in der Tetanustherapie brauchbar vor. HUMBOLDT beschrieb im Bericht über seine 1799–1804 erfolgte Reise nach Amerika die Curare-Gewinnung durch die Indianer. 1825 wurde ein erster Bericht bekannt über die Rettung mit Pfeilgift Verletzter mittels künstlicher Beatmung durch die Eingeborenen (WATERTON). Derselbe Autor insufflierte im Tierversuch bei Curaregelähmten Tieren die Trachea mit Hilfe eines Blasebalgs.

1827 wurde eine Eselin mit in die Schulter gegebenem Curare gelähmt und über zwei Stunden künstlich beatmet; sie mußte zweimal wiederbelebt werden, überlebte letzten Endes den Versuch und fraß 25 Jahre lang als „Wouralia" bei bester Gesundheit ihr Gnadenbrot. SEWEL, an dessen Institut dieser Versuch von BRODIE durchgeführt worden war, machte den Vorschlag, Curare beim tetanuskranken Tier zu versuchen. Dies führte FORGET 1859 durch.

CLAUDE BERNARD, der sich seit 1844 mit Curare beschäftigte, fand Curara an den peripheren Nervenendigungen wirksam und hielt es deshalb aufgrund seiner Befunde und Überlegungen für das erste und wichtigste symptomatische Medikament beim Tetanus. Von 1857 an wurden mehrfach Arbeiten über eine Curareanwendung bei Tetanus veröffentlicht; BURRALL (1858) und SAYRE (1858) scheinen für den humanen Tetanus die ersten gewesen zu sein. Bis 1861 konnten verschiedentlich tetanuskranke Patienten über die kritische Zeit hinweg am Leben erhalten werden; meist mußten jedoch Fehlschläge registriert werden. VELLA, ein Schüler BERNARDS, der von der dortigen Arbeit Curare kannte, versuchte, Curare als wässerige Lösung auf die Wunde zu geben (bis zu 1 g Curare auf 80 g Wasser). Später konnte er einen tetanuskranken Soldaten dadurch am Leben erhalten, daß er Curarelösung mittels künstlich erzeugter Blasen zur Resorption brachte und dadurch die Krämpfe mildern konnte (VELLA, 1859, 1864). Trotz einzelner Erfolge wurden alle diese Therapieversuche sehr skeptisch beurteilt, und 1859 hieß es im Lancet für den behandelnden Arzt: „. . . that if he saves his patient from the disease, he may kill him by the remedy". In einem Literaturüberblick teilte LANGENBECK 1862 diese Meinung, und auch aus den nächsten Jahren liegen nur Einzelberichte über Curareanwendung bei Tetanus vor (Literaturzusammenfassung bei WEST, 1935; DREW, 1954; JANTSCH, 1958 und KUCHER, 1967).

1883 wurden erstmals durch KARG in der Leipziger Klinik tetanuskranke Patienten tracheotomiert und zielbewußt bis zur Lähmung der respiratorischen Muskeln curarisiert, wobei die Lähmungsphase mittels künstlicher Beatmung überbrückt wurde. Bei den vier Kranken, an denen diese Therapie versucht wurde, ließ sich kein definitiver Erfolg erzielen; jedoch war ein lindernder Einfluß des Curare festzustellen.

In der Preisliste der Firma Merck findet sich im Jahre 1887 vermerkt: „Curare, auf Wirksamkeit geprüft; und Curarin sulfuricum, frei von Curin; subcutan gegen Tetanus, Hydrophobie usw., ½ Pravazspritze einer 1%igen Lösung pro dosi".

Als nächster Schritt wurden Tierversuche an Frosch, Maus, Ratte, Meerschweinchen und Kaninchen durchgeführt (LÄWEN, 1906). Curare zeigte sich um so wirkungsloser, je schwerer der Tetanus war, bis schließlich die Curaredosis derart erhöht werden mußte, daß die Tiere an „Curarevergiftung" zu Tode kamen. LÄWEN versuchte deshalb, Kaninchen künstlich zu beatmen und konnte den Tetanus für Stunden aufheben; jedoch gingen seine Tiere an den durch die Beatmung aufgetretenen Komplikationen zugrunde. Trotzdem schrieb LÄWEN: „Nach den Tierversuchen ist es anzunehmen, daß es durch Curareinjektion und gegebenenfalls durch Tracheotomie und künstliche Respiration auch am Menschen gelingt, schwer tetanische Zustände mit ihren zur Erstickung führenden Krämpfen auf Stunden aufzuheben oder wenigstens zu mildern . . .".

Obwohl durch KARG und LÄWEN damit der Weg vorgezeichnet war, der zur heutigen Tetanusbehandlung führte, dauerte die weitere Entwicklung noch ungefähr fünfzig Jahre. Aus dieser Zeit liegen Berichte über Tierversuche vor; allgemein wurde die künstliche, über längere Zeit durchgeführte Beatmung als äußerst schwierig angesehen.

1934 konnte erstmals aus einer größeren Menge Rohsubstanz Curare extrahiert und standardisiert werden. Durch die Firma Squibb und Söhne wurde es als „Intocostrin" zur Verfügung gestellt. WEST (1935) berichtete ausführlich über Substanzen mit lähmender Wirkung aus verschiedenen Strychnos-Arten; er hatte Curare bei einer 48jährigen Patientin mit Tetanus, leider ohne Erfolg, angewandt. Trotzdem befürwortete er die Anwendung von Curare, allerdings nur unter guter Kontrolle und bei gleichzeitiger künstlicher Beatmung. 1936 gab er Curare als Dauertropfinfusion. Dennoch blieb es insgesamt nur bei tastenden Versuchen, und 1944 betonten PERLSTEIN u. WEINGLASS noch auf der Basis von Hundeversuchen, daß Curare trotz Beatmung einen letalen Effekt zeige und deshalb von der Tetanustherapie ausgeschlossen werden sollte. Zwei Jahre zuvor hatten GRIFFITH u. JOHNSON Curare erstmals während eines operativen Eingriffes in die praktische Anaesthesie eingeführt.

Anläßlich einer Poliomyelitisepidemie war in Skandinavien versucht worden, gelähmte und ateminsuffiziente Patienten mittels manueller Dauerbeatmung am Leben zu erhalten. Basierend auf den dabei gewonnenen Erfahrungen wurden wenig später Tetanuskranke mit Curare bzw. curareähnlichen Substanzen künstlich gelähmt und kontinuierlich beatmet. VAN BERGEN u. BUCKLEY (1952) behandelten ein 5jähriges Mädchen auf diese Weise, WOOLMER u. CATES (1952) eine 45jährige Frau; als Relaxans wurde Succinylcholin als Dauertropfinfusion über einige Tage benutzt. BJØRNEBOE, IBSEN u. JOHNSEN konnten erstmals durch eine 17 Tage lang kontinuierlich durchgeführte manuelle Beatmung einen 10 Jahre alten tetanuskranken Jungen retten, und im gleichen Jahr blieben von vier auf diese Weise behandelten Patienten immerhin drei am Leben (LASSEN et al., 1954)

Zahlreiche Berichte über meist wenige tetanuskranke Patienten, an denen eine Curarisierung versucht wurde, und über die vorwiegend pulmonalen Komplikationen, denen die Patienten meist erlagen, sind in den folgenden Jahren der Literatur zu entnehmen. Trotzdem setzte sich diese

„heroische Therapie", wie sie von MOLLARET (1955) bezeichnet wurde, langsam in der Klinik durch.

In Freiburg wurde erstmals im Dezember 1954 eine tetanuskranke Patientin mit Magnesiumsulfat und Depot-Curare teilweise gelähmt und mit einem Narkoseapparat zeitweilig manuell beatmet:

Pat. K., M., 52 J., Nr. 7, Aufn.-Dat. 20. 12. 1954: Nach einer Holzsplitterverletzung am linken Zeigefinger war es nach einer Inkubationszeit von etwa 8 Tagen und 6tägiger Anlaufzeit zur Ausbildung eines Tetanus mit schweren Krämpfen und Atemlähmung gekommen, mehrfach wurden weite Pupillen als Zeichen cerebraler Hypoxie registriert. Die Patientin verstarb am 15. Behandlungstag in Hyperthermie.

Erst 1 ½ Jahre danach wurde bei einem 29jährigen Mann ein erneuter Versuch gewagt:

Pat. Sch., J., Nr. 13, Aufn.-Dat. 18. 5. 1956: Ausgehend von einer Verletzung des rechten Ringfingers entwickelte sich nach acht Tagen Inkubationszeit innerhalb von fünf Tagen ein Tetanus, der mehrfach zu Erstickungsanfällen mit Cyanose und Hyperthermie führte. Verschiedentlich wurde mit Imbretil relaxiert; der Patient wurde über diese Lähmungszeit hinweg mit einem Narkoseapparat künstlich beatmet. Dieser Patient blieb am Leben und verließ nach einer 27 Tage dauernden Behandlung die Klinik.

Wieder zwei Jahre später stand der Klinik zunächst ein Beatmungsgerät zur Verfügung, mit dem eine Patientin erstmals vier Tage voll beatmet wurde:

Pat. K., K., 65 J., Nr. 17, Aufn.-Dat. 17. 5. 1958: Eine Verletzung des linken Zeigefingers führte zehn Tage danach zu einem Tetanus mit zweitägiger Anlaufzeit. Am dritten Kliniktag mußte tracheotomiert werden; wenig später machten zunehmende Krämpfe eine Relaxation (wieder mit Imbretil) und Beatmung notwendig. Vier Tage später verstarb die Patientin in Hyperthermie. Als Vorkrankheiten bestanden eine Hypertonie, ein Lungenemphysem und ein cardiales Vitium.

Inzwischen wurden weitere 82 Patienten mit schwerem Wundstarrkrampf an der Freiburger Chirurgischen Klinik beatmet, drei davon nur partiell. Für die restlichen 79 Tetanuskranken bedeutet das eine kontinuierliche Beatmungszeit von insgesamt 1290 Tagen, das sind über 3 ½ Jahre. 23 der 43 überlebenden Patienten mußten länger als 20 Tage beatmet werden, acht davon über 30 und drei dieser Gruppe über 40 Tage.

Fast alle Tetanuskranken der hiesigen Klinik wurden mit Hexamethylenbis-carbaminoylcholinbromid (Imbretil) relaxiert. Ein Patient erhielt Curarin (1964), zwei weitere zu Vergleichszwecken Toxiferin (1966).

Imbretil ist ein schon früh zur Dauerrelaxation bei Tetanus empfohlenes Relaxans (BRÜCKE u. AIGNER, 1955; BARK, 1962), das seiner Wirkung nach den sogenannten Dualblockern zuzuordnen ist. Nach einer primären Membrandepolarisation, die klinisch als initiale Faserkontraktion zu beobachten ist, verhindert die anhaltende Besetzung der Rezeptoren in einer zweiten, sogenannten kompetitiven Phase die Erregungsausbreitung und führt zu schlaffer Lähmung (BRÜCKE u. REIS, 1955; SABAWALA u. DILLON, 1961). Nebenwirkungen durch Beeinflussung vegetativer Funktionen sind erst bei Überschreiten der neuromuskulär wirksamen Grenzdosis um etwa das Dreißigfache zu erwarten. Die Ausscheidung erfolgt über die Nieren, bei regelrechter Nierenfunktion sind nach 6–8 Std ¾ der zugeführten Menge im Urin nachweisbar (BRÜCKE, KLUPP u. KRAUPP, 1954). Bei Nach-

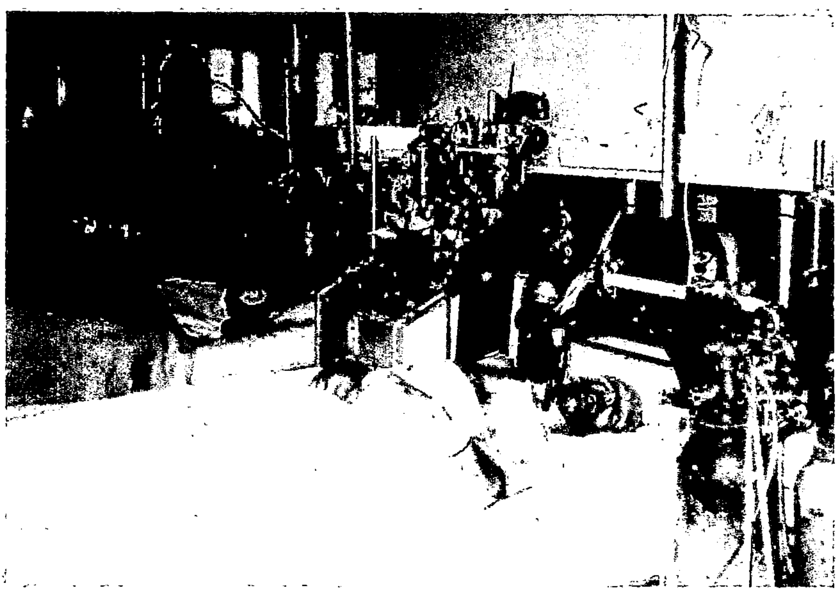

Abb. 21. Zwei tetanuskranke Patienten während der Dauerbeatmung (1967)

lassen der Relaxation ist eine Zwerchfellkontraktion zunächst möglich, während die übrige Skelettmuskulatur zu diesem Zeitpunkt noch weitgehend schlaff ist.

Die Dosierung während der Dauerrelaxation bei Tetanus muß zwei Gesichtspunkte berücksichtigen:

1. Die quergestreifte Muskulatur soll gelähmt werden, denn der im Tetanus bestehende muskuläre Hypertonus behindert die ausreichende Ventilation der Lungen und kann – zusammen mit den Krampfanfällen- zu Knochenfrakturen führen.

Die anatomischen Verhältnisse bedingen vorwiegend eine Gefährdung besonders des 5. und 6., weniger des 3. und 4., selten auch anderer Wirbel der Brustwirbelsäule (GÜNTZ, 1942). Ohne Relaxation können Gibbusbildung oder gar Querschnittslähmungen Krankheitsfolge sein. Aus Indien berichtete CHAUBEY 1963 über Wirbelfrakturen bei 58 (= 50,8%) von 114 überlebenden Tetanuskranken; PATEL, MEHTA u. GOODLUCK (1963) beobachteten an 52 (= 56,5%) von 92 Patienten Wirbelfrakturen. Weitere Fallberichte finden sich noch in jüngster Zeit (BOHRER, 1965; HENTSCHEL u. CLAUBERG, 1966; u. a.). Eine Myositis ossificans als Komplikation des Tetanus (GUNN u. YOUNG, 1959; HENTSCHEL u. CLAUBERG, 1966) ist durch Relaxation ebenfalls zu vermeiden.

2. Eine Restfunktion der Skelettmuskulatur soll erhalten bleiben. Bei Vollrelaxation entwickelt sich rasch über das Stadium der Sekretretention und Atelektasenbildung eine Pneumonie, die weder durch antibiotische noch sekretolytische Medikamente endgültig vermieden werden kann. Hustet der Patient jedoch beim Absaugen mit und transportiert dabei Sekret aus der Lungenperipherie ins Bronchialsystem, treten diese Komplikationen weniger häufig und weniger ausgedehnt auf. Auch auf dem Höhepunkt der Erkrankung ist dieses unbedingt notwendige Mithusten ohne Gefährdung des Patienten möglich.

Unter diesen Bedingungen benötigt man beim Erwachsenen im Vollstadium des Wundstarrkrampfs halbstündlich etwa 2–3 mg Imbretil. MAYRHOFER, KUCHER u. CHOTT (1964) empfehlen eine Dosierung bis zu 6–8 mg pro Stunde bei einer Gesamtmenge von 130 mg/die.

Zu einem intrathorakalen Eingriff, etwa einer Lungenlappenresektion oder einer Operation mit der Herz-Lungen-Maschine sind bei einer Operationsdauer von 3–4 Std 5–6 mg Imbretil in der Regel ausreichend.

Zur Tetanusbehandlung erhielt der 23jährige Patient W., H.-D., Nr. 92, Aufn.-Dat. 19. 4. 1966, der 29 Tage lang beatmet werden mußte, täglich bis zu 164 mg Imbretil, insgesamt 2621 mg.

Ein 14jähriger Junge (S., J., Nr. 95, Aufn.-Dat. 21. 6. 1966) benötigte während der 32 Tage dauernden Beatmung Tagesdosen bis zu 144 mg und bekam insgesamt 2034 mg Imbretil.

Selbst ein 2½jähriges Kind (F., D., Nr. 89, Aufn.-Dat. 16. 10. 1965) mußte über 26 Tage mit täglich bis zu 46 mg und insgesamt mit 552 mg Imbretil relaxiert werden.

Nebenerscheinungen, wie sie von Curare beschrieben wurden, etwa Histaminfreisetzung, die zu Bronchospasmus führt oder Störungen der Darmmotilität wurden trotz dieser in der Tetanusbehandlung angewandten hohen Dosierung nicht beobachtet.

3. Intensivtherapie des manifesten Tetanus

Neben Relaxation und Dauerbeatmung konzentrieren sich die therapeutischen Bemühungen auf die Erhaltung lebenswichtiger Funktionen wie Atmung, Kreislauf, Temperaturregulation und Stoffwechsel und suchen zusätzliche Schäden zu vermeiden. Die Arbeit der speziell ausgebildeten Schwester, die die Gefahren dieser Behandlung kennt und deren akute Komplikationen selbständig zu beherrschen gelernt hat, berührt eng den

ärztlichen Bereich und kann durch technische Geräte und Überwachungs-
anlagen nicht ersetzt werden.

a) Atmung

Vorbedingung einer künstlichen Beatmung über lange Zeit ist die
Tracheotomie, die beim Tetanus durch CURLING 1837 vorgeschlagen und
von HUMPHREY 1856 erstmals angewandt wurde. Intubation oder Tracheotomie empfahl SONNTAG 1918 noch unter Vorbehalt, da ein Tracheostoma
eine Pneumonie unterhalten würde. Auch heute ist nach Tracheotomie
in etwa 30% der Fälle mit Komplikationen (z. B. massive Blutung besonders nach tiefer Tracheotomie, Mediastinalemphysem, Pneumothorax) zu
rechnen (u. a. POTONDI u. PRIBILLA, 1966). Durchblutungsstörungen der
Schleimhat, später Ulcerationen und eventuell tiefergehende Nekrosen mit
nachfolgender Trachealstenose sind oft unvermeidlich, da eine Abdichtung
der Trachealkanüle nur durch Erhöhung des Manschettendrucks auf einen
Wert, der gleichzeitig die Capillardurchblutung senkt, erreicht wird. Als
Alternativlösung bietet sich eine oro- oder nasotracheale Langzeitintubation
an, die ebenso viele Gefahren zeigt wie die Tracheotomie (z. B. FEARON
et al., 1966), zusätzlich aber das Freihalten der Atemwege erschwert.

Die Tracheotomie wird grundsätzlich in Intubationsnarkose und nicht
als Noteingriff durchgeführt. Die mit zwei wechselweise aufblasbaren
Manschetten armierten Gummikanülen werden, eventuell nach Resektion
des Schilddrüsenisthmus, möglichst in Höhe des 3. Trachealrings eingeführt
und sorgfältig dem Trachellumen angepaßt, so daß unter der Beatmung
eine Hebelwirkung vermieden wird und Absaugkatheter ins Lumen und
nicht gegen die Trachealwand geleitet werden. Nach Ausbildung eines
Wundkanals wird die Kanüle täglich ausgewechselt, gegebenenfalls über
einen Katheter als Leitschiene.

Die Indikation zur Dauerbeatmung wird vorwiegend klinisch gestellt.
Blutgas-Analysen bieten wertvolle Unterstützung, sind aber oft, da die
Ereignisse zu dramatisch ablaufen, nicht mehr durchführbar.

Pat. F., D., 2½ J., Nr. 89, Aufn.-Dat. 16. 10. 1965: Dieses Kind hatte sich
vermutlich am 14. 10. 1965 an der Mundschleimhaut unerheblich verletzt.
Bereits einen Tag später war es weinerlich und appetitlos. Wieder einen Tag
später wurde es in die hiesige Kinderklinik eingewiesen, bei einer Lumbal-
punktion sei es kurzfristig „weggeblieben". Abends wegen Verdacht auf manifesten Tetanus Bitte um Konsiliarbesuch des Anaesthesisten. Dieser war unab-
kömmlich; nach telefonischer Schilderung der jetzt vorliegenden Symptome
wurde gebeten, das Kind sofort zu verlegen. Dies geschah, und unmittelbar
nach dem Eintreffen kam es zu einem lebensbedrohenden Krampfanfall mit
schwerer Cyanose. Da noch keine Infusion lag, wurde sofort Succinylcholin
(Lysthenon) intramuskulär in den M. pectoralis injiziert. Der tief cyanotischen,
bradykarden Patientin konnte bis zum Eintreten der Relaxation lediglich ein
Minimum an Sauerstoff zugeführt werden. Unmittelbar anschließend wurden

die Dauerbeatmung und Intensivtherapie eingeleitet. Das Kind hat überlebt, ist gesundet und hat sich regelrecht weiterentwickelt.

Auch beim sogenannten leichten Tetanus können jederzeit abrupte Zustandsänderungen eintreten. Meist nimmt allerdings die Ateminsuffizienz über Stunden oder gar Tage langsam zu. Die Zufuhr angefeuchteten Sauerstoffs über ein T-Stück oder einen Sauerstofftrichter erlaubt dem tracheotomierten Patienten oft sogar bei partieller Muskelrelaxation noch eine Spontanatmung, jedoch nur unter exakter Kontrolle durch geschultes Personal.

Häufige Blutgasanalysen erleichtern die Entscheidung zwischen noch möglicher Spontanatmung und notwendiger artifizieller Beatmung. Die Grenzen sind fließend und von Alter des Patienten, körperlichem Zustand und Vorerkrankungen abhängig. Eine arterielle Sauerstoffsättigung unter 90%, eine Sauerstoffspannung unter 70 mmHg oder ein Anstieg der Kohlensäurespannung über 50 mmHg gelten als kritische Werte. Nach Möglichkeit soll mit der Beatmung vor Eintritt erster Komplikationen begonnen werden. Diese sind unvermeidlich, lassen sich aber leichter beherrschen, wenn der Zeitpunkt ihres Auftretens hinausgeschoben werden kann.

Während der Beatmungszeit ist der Effekt der Respirator-Beatmung durch Blutgas-Analysen zu kontrollieren und im Bedarfsfall zu korrigieren. Regelmäßiger Seitenlagewechsel des Patienten erleichtert zusammen mit Abklatschen und Vibrationsmassage des Brustkorbs die Bronchialtoilette. Rückenlage wird wegen der Gefahr hypostatisch bedingter Pneumonien möglichst vermieden; die Bauchlage erschwert eine ausreichende Ventilation. Bronchialsekret wird unter sterilen Bedingungen abgesaugt und durch wechselnde Kopf- und Fußhochlagerungen dem Saugkatheter zugänglich gemacht. Sekretolytische Medikamente finden nur sekundäre Anwendung. Häufige sorgfältige Auskultation und Röntgenkontrollen sollen frühzeitig beginnende Lungenveränderungen erfassen. Blässe des Patienten, angedeutete Cyanose und Neigung zum Schwitzen deuten auf eine Atelektasenbildung, die durch gezieltes Absaugen und kurzfristiges Überblähen der Lunge beseitigt werden können. Im Bedarfsfall muß bronchoskopisch abgesaugt werden.

Bakterielle Infektionen des Tracheobronchialsystems sind trotz größter Sterilität und gezielter antibiotischer Therapie nicht zu vermeiden (z. B. JENKINS u. LUHN, 1962). Nach Wiederaufnahme der Spontanatmung überwindet der Patient die Infektion aus eigener Kraft meist binnen weniger Tage.

Die Rückkehr zu ausreichender Eigenatmung benötigt Geduld. Der Patient ist infolge seiner Myopathie oft noch zu schwach, um eine ausreichende Ventilation über längere Zeit leisten zu können. Kurzfristige Intervalle spontaner Atmung erleichtern die Anpassung, und Blutgas-Kontrollen erlauben auch hier die endgültige Trennung vom Respirator.

b) Kreislauf

Blutdruckschwankungen um 100 mmHg innerhalb kurzer Zeit sind während der Tetanuserkrankung keine Seltenheit. Die zunächst warmen und rosigen Extremitäten werden – oft unter Schweißausbruch – plötzlich kalt und marmoriert.

Ohne Vorboten kann ein plötzlicher Kreislaufstillstand auftreten, als dessen Ursache sich Hypoxie im Krampf bei ungenügender Sedierung und Relaxation, bei Pneumonie oder Atelektasen, gesteigerte Reflexe bei unzureichender Sedierung oder respiratorischer Azidose als Folge ungenügender Ventilation o. ä. finden.

Auf eine direkte Herzschädigung bei Tetanus wird mehrfach hingewiesen, meist als klinischer Verdacht (BODMAŇ, 1954; MONTANT u. MOTTIRONI, 1955; GRIESSER, 1956; MONTGOMERY, 1961; DEINHART, 1963; WEISER u. BÜNTE, 1965). LASSEN et al. (1954) diskutierten bei vier Fällen eine Myokarditis für Tetanus wie bei Diphtherie und schrieben vorsichtig: „. . . severe tetanus intoxication may possibly do the same . . .".

Von ALHADY et al. (1960) liegt ein histologischer Befund vor: Interstitielles Ödem, Monocyten- und Plasmazellinfiltration sowie Fragmentation einzelner Fasern ließen die Diagnose „toxische Myokarditis" stellen. Die Patientin lag final über zwei Tage in nicht zu beherrschender Hypotension, die Eintrittspforte der Tetanuserkrankung war ein Abort.

JUNGMANN (1965) teilte mit, daß 20% ihrer Tetanusfälle (37 Patienten in zehn Jahren in Greifswald) einen akuten Herztod erlitten. Die beiden als Beispiele angeführten Patienten waren eindeutig hypoxisch, einmal während des Absaugens, einmal im Krampfanfall.

Veränderungen des Elektrokardiogramms während und bis vier Wochen nach der Erkrankung sind beschrieben. PEREZ (1960) berichtete nach Beobachtungen an zwölf Fällen eine mäßige Verbreiterung des QRS-Komplexes und eine T-Abflachung für 20–30 Tage und sah diese Änderungen unabhängig von Temperatur, pulmonalen Komplikationen oder therapeutischen Handlungen. Auch ALHADY et al. (1960) sahen Abflachungen und negatives T bei Tetanus. Die Ableitungen wurden während Fiebers über 40° C, hohen Serum-Kaliumwerten (5 mVal/l) und Arterenol-Dauerinfusion oder im Kreislaufkollaps registriert. Bei CARBONERA u. TARTARA (1966) finden sich Sinustachykardie, P pulmonale, Erregungsstörungen an Kammerkomplex und T-Welle als Hauptbefunde.

Ausführliche Untersuchungen zu diesen Fragen liegen von VAKIL et al. (1963) aus Bombay an 200 Patienten vor. Alle diese Patienten waren nicht beatmet; Blutgas-Untersuchungen wurden nie durchgeführt. Beobachtet wurden hauptsächlich Tachykardien, supraventrikuläre oder ventrikuläre Extrasystolien, wandernder Schrittmacher, QRS-Verbreiterung und ST-Erniedrigung. Histologisch wurde als Ausdruck einer leichten Myocarditis perivasculäres Ödem und celluläre Infiltration des Herzmuskels neben trüber Schwellung bei sieben Fällen gesehen. Tierversuche an Kaninchen und Katzen brachten auch mit hohen Toxindosen keine Klärung. Bei 139 obduzierten Patienten fanden PATEL et al. (1963) nur sechsmal eine Myokarditis.

Übereinstimmend gaben aber diese und andere Autoren an, in schweren Fällen Hypotonien zu beobachten, die sie klinisch auf eine Herzbeteiligung zurückführten. Diskutiert wurde früher mehr als heute eine diencephale Beteiligung, die über eine Encephalitis möglicherweise Kreislaufalterationen hervorrufen würde.

BAKER (1942) fand bei zwölf Fällen abhängig von der Krankheitsdauer im Zentralnervensystem Schwellung, perinukleäre Chromatolyse und perivasculäre Infiltrate. FRANK (1955) betrachtete den Tetanus als umschriebene akute encephalitische Erkrankung des Zwischen- und Mittelhirns, nachdem er histologisch Zellinfiltrationen und Gliareaktion und im Elektro-Encephalogramm signifikante subcorticale Störungen beobachtet hatte. Die Befunde von BENEDEK u. JUBA (1938) sind schlecht vergleichbar. Diese Patienten hatten alle Serum intralumbal bekommen, und es bestand damit die Möglichkeit exogen ausgelöster Gewebsreaktionen.

Bei der Obduktion eines hiesigen Patienten (G., H., 18 J., Nr. 3, Aufn.-Dat. 6. 1. 1954), der damals noch nicht beatmet wurde, fanden sich multiple kleine Herzmuskelnekrosen und eine Vakuolisation von Herzmuskelfasern, die vom Pathologen als typische Folge einer Blutverteilungsstörung bei protrahiertem Kreislaufkollaps aufgefaßt wurden.

Insgesamt sind diese Befunde einer direkten kardialen Beteiligung bei Tetanus ebenso wie eine Entzündung des Di- oder Mesencephalons durch das Tetanustoxin zurückhaltend zu bewerten, denn alle diese Patienten zeigten erhebliche zusätzliche Erkrankungen als Folge des Tetanus.

Unter der Vorstellung, daß die häufige Kreislauflabilität und die Hypotonie bei Tetanus Folge eines Eiweiß- bzw. Volumenmangels sei, wurden 1967 einigen unserer tetanuskranken Patienten täglich bis zu 750 oder 1000 ml Plasma infundiert. Die Aufrechterhaltung einer normalen Kreislauffunktion mit regulärem onkotischem Druck läßt die Kreislauflabilität mit Hautmarmorierung seltener auftreten. Die Plasmazufuhr richtet sich nach dem Kreislaufzustand und dem Serum-Eiweißgehalt, der zwischen 6,5 und 7,5 g% gehalten werden soll.

Ein Patient, S., A., 73 J., Nr. 107, Aufn.-Dat. 22. 3. 1967) erhielt in 14 Tagen 2000 ml Plasma und 1500 ml Blut. Trotzdem sank das Serum-Eiweiß auf 5,9 g% ab. Bei einer später behandelten Patientin (G., E., 64 J., Nr. 110, Aufn.-Dat. 14. 8. 1967) mußte in den ersten Behandlungstagen laufend Orciprenalin (Alupent) zur Kreislaufunterstützung gegeben werden. Von Anfang an wurden täglich bis zu 1000 ml Plasma zugeführt, insgesamt 6750 ml Plasma, zusätzlich 1500 ml Blut und 150 ml Humanalbumin. Sie erholte sich nach 21 Tagen andauernder Beatmung auffallend rasch und gab bei Nachuntersuchung sechs Wochen nach Klinikentlassung wieder volle Leistungsfähigkeit an.

c) Temperatur

Die Hyperthermie war früher regelmäßige Begleiterscheinung des Wundstarrkrampfs. Bei 42° C war mit dem Tod des Patienten zu rechnen; postmortale Steigerungen der Temperatur bis auf 45° C sind beobachtet worden (SONNTAG, 1918).

Derartige extreme Temperaturanstiege sieht man heute nicht mehr, nachdem die Wärmeproduktion der hypertonen und krampfenden Muskulatur durch die Relaxation vermindert ist. Trotzdem sind – wie bei anderen dauerbeatmeten Patienten – plötzliche Fieberschübe möglich, die vorwiegend als Folge von Komplikationen und nicht des Tetanus selbst anzusehen sind.

Ob es zusätzlich durch eine zentrale toxinbedingte Dysregulation etwa als Folge einer Encephalitis (HOLZER, 1954; FRANK, 1955; vgl. vorigen Abschnitt) zu Fieber kommen kann, läßt sich nicht eindeutig entscheiden.

Durch physikalische Maßnahmen (Auflegen feuchter und kalter Tücher auf den Körper, Alkoholverdunstung, eventuell Eispackungen sowie Luftventilation) kann man dem Patienten genügend Wärme entziehen. Ausreichende Sedierung zur Vermeidung einer Kreislaufzentralisation ist notwendig; sympathikolytische oder fiebersenkende Medikamente wirken unterstützend.

Eine Senkung der Körpertemperatur auf Bereiche unterhalb der Norm wird heute nicht mehr vorgenommen, klinische Behandlungsversuche mit Hypothermie haben enttäuscht (HOLZER, 1954; ROSSI et al., 1954; VERONESI, 1956; MINCSEV, 1957; GIESE, 1959; MOLLARET, 1959; PERLSTEIN, STEIN u. ELAM, 1960).

d) Stoffwechsel

Die Ursachen der Stoffwechselsteigerung bei Tetanus sind noch nicht klar. Jedoch ist ein Teil des hohen Kalorienbedarfs durch muskuläre Arbeit und Komplikationen während der Behandlung (z. B. Fieber durch Lungen- oder Blaseninfektion, Phlebitiden) begründet. Die täglich erforderliche Kalorienzufuhr wird verschieden hoch angesetzt.

HOLMDAHL u. THORÉN (1954) stellten einen zu Krankheitsbeginn stark gesteigerten, dann absinkenden Sauerstoffverbrauch fest und schätzten den Kalorienbedarf für das Anfangsstadium auf 2000 bis 4000 Kalorien. GEIKLER, GMYREK u. WAGNER (1962) gaben den Erwachsenen täglich ungefähr 2500 Kalorien und rechneten 1 g Eiweiß/kg Körpergewicht, davon $1/3$ als tierisches Eiweiß. Der Energieumsatz beim stark krampfenden Patienten übersteigt nach ihrer Ansicht den eines Schwerarbeiters. BEER et al. (1963) führen 25–30% mehr Kalorien zu, als dem berechneten Grundumsatz entsprechen würde. Bei RÜGHEIMER (1966) findet sich die Angabe, daß für den Tetanuspatienten trotz Dauerrelaxation, trotz Sedierung und trotz fehlender Atemarbeit ein Kalorienverbrauch von durchschnittlich 8000 Kalorien anzusetzen sei.

Eine Kombination enteraler mit parenteraler Ernährung hat sich während der Beatmungsperiode gut bewährt. Die notwendige Flüssigkeitsmenge wird unter Berücksichtigung der Ausscheidung sowie der Verluste durch Speichel, Trachealsekret, Schweiß und perspiratio insensibilis täglich bestimmt. Teils intravenös, teils über eine transnasal in den Magen eingelegte Plastiksonde setzt man die gewünschte Kalorienzahl in Form von Kohlenhydraten, Fett und Eiweiß zu.

Es besteht kein Grund, beim Tetanuskranken eine initiale Nahrungskarenz durchzuführen, die zu Nüchternsekretion und Ulcusbildung führen kann. Er bekommt zunächst gesüßten Tee, danach kurzfristig Schleim, der rasch durch Sondennahrung ersetzt wird. Während früher Mischungen zur künstlichen Ernährung selbst hergestellt werden mußten, stehen heute handelsübliche Präparate zur Verfügung. An der hiesigen Klinik findet ein Präparat[2] Verwendung, das in weitgehend physiologischer Zusammensetzung 56% Kohlenhydrate (als Mischung aus Mono-, Di-, Oligo- und Polysacchariden zur gleichmäßigen Resorption), 21,4% Eiweiß (Milch- und Pflanzeneiweiß gemischt, die notwendige Zufuhr essentieller Aminosäuren ist berücksichtigt) und 13,0% Fett (Getreidekeimöle und Phosphatide) enthält. Minerale und Vitamine sind zugesetzt. In 100 g Substanz sind 450 Kalorien; in der Regel werden täglich in zwei Litern Flüssigkeit 400–500 g gegeben, also maximal 2250 Kalorien. Sahne, Eier und Quark bringen zusätzliche gut verträgliche Kalorien, so daß der Patient täglich bis zu 3000 Kalorien enteral zur Verfügung hat. Das sind über 50% mehr, als dem durchschnittlichen Ruheumsatz des Erwachsenen von 1600 bis 1700 Kalorien entspricht.

Intravenös können ungefähr weitere 2000 Kalorien täglich gegeben werden in Form ebenfalls handelsüblicher Lösungen, die es erlauben, Kohlenhydrate, Fett und Aminosäurengemische je nach Bedarf und in gewünschter Zusammenstellung zuzuführen. Das dazu erforderliche Flüssigkeitsvolumen begrenzt in der Regel eine höhere Kalorienzufuhr. Immerhin erhält der Patient so täglich in vier bis fünf Litern Flüssigkeit etwa 4500 bis 5000 Kalorien, das ist ungefähr der Bedarf eines Schwerstarbeiters.

Bluttransfusionen, Plasma- oder Humanalbuminlösungen ergänzen das Kreislaufvolumen und sorgen für Aufrechterhaltung des onkotischen Drucks und der Funktion als Transportsystem. Die Halbwertszeit für die verschiedenen Eiweißfraktionen, deren Gehalt an essentiellen Aminosäuren für den Organismus unzureichend ist, beträgt zwischen 10 und 60 Tagen (s. b. BAUER u. SCHULTIS, 1966). Eine Aufnahme in die tägliche Kalorienbilanz ist deshalb nicht zulässig.

---

[2] Braun's Oral

Beim Tetanus wird oft eine Anämie beobachtet, die möglicherweise Folge eines Eiweißmangels ist, der zur verminderten Blutneubildung führt. Andererseits kommt es bei der sogenannten Verdünnungsanämie (FRANKE, 1964; BECKER u. SPENGLER, 1966) nach anfänglicher Stimulierung der Erythropoese bei infusionsbedingter Blutverdünnung zu einer mehrere Wochen anhaltenden Depression der Blutbildung.

Hämolysin als Teilkomponente des Tetanustoxins scheint keine große Rolle zu spielen. FRANKE (1964) fand bei Hundeversuchen selbst bei Gabe einer zehnfachen letalen Dosis keine Änderung von Erythropoese, Hämoglobin, Erythro- und Reticulozyten; auch für einen verstärkten Erythrozytenabbau ergab sich kein Anhalt. Ein Blutersatz von etwa einer Blutkonserve wöchentlich ist in der Regel während der Tetanusbehandlung ausreichend.

Die Verluste an Elektrolyten in verschiedenen Körperflüssigkeiten während der Behandlung können nur geschätzt werden. Täglich gehen dem Tetanuskranken durch die Unfähigkeit zum Schlucken z. B. 1–1½ l Speichel mit einem durchschnittlichen Kaliumgehalt von 20 mVal/l verloren. So ist es erforderlich, mindestens zweimal wöchentlich, gegebenenfalls auch häufiger den Serumelektrolytgehalt und die Elektrolytausscheidung im Urin zu bestimmen. Der notwendige Elektrolytersatz geschieht durch Zusatz 1-molarer Lösungen zur täglichen Infusion. Spezifische Änderungen des Elektrolythaushaltes durch den Tetanus sind nicht bekannt, wie das auch Untersuchungen von WILSON u. CARE (1955) sowie CARBONERA et al. (1965) ergeben haben.

Der Säure-Basen-Haushalt ist durch Blutgas-Analysen ebenfalls im Abstand weniger Tage zu kontrollieren und im Bedarfsfall zu korrigieren.

Die Ventilation ist so einzuregulieren, daß durch eine mäßige Hyperventilation Relaxation und Sedierung unterstützt werden und gleichzeitig die größere Bereitschaft zu Reflexbeantwortung in der Azidose vermieden wird. Metabolische Azidosen, wie sie beim Tetanus gelegentlich im noch unbehandelten Anfangsstadium beobachtet werden (KARITZKY, 1947; KILLIAN, 1951; CHRISTIAN u. SCHLAG, 1956; MAYRHOFER et al., 1964; JUNGMANN, 1965), sind mit vierprozentiger Natriumbikarbonatlösung oder 0,3-molarer THAM-Lösung auszugleichen. Eine metabolische Alkalose tritt unter Dauerbeatmung häufig auf und wird mit Carbo-Anhydrasehemmern (Diamox), Zufuhr von Chlorid-Ionen (z. B. Lysinchlorid) oder in schweren Fällen mit n/10 HCl-Lösung behandelt.

e) Allgemeine Pflege

Der Tetanuskranke bekommt unmittelbar nach Aufnahme zur Intensivtherapie eine intravenöse Infusion angelegt, die im Bedarfsfall den raschen Eintritt einer gewünschten Medikamentenwirkung (z. B. Sedierung, Relaxation) gewährleistet. Anfangs kann man über Armvenen infundieren, zu Beginn möglichst weit distal. Kanülen[3] oder Katheter[4] aus Kunststoff bleiben oft über Tage funktionsfähig. Relativ hohe Konzentrationen und unphysiologische pH-Werte der Infusionslösungen, möglicherweise auch der Oberflächenreiz des Katheters (BÄSSLER u. REICHELT, 1965), lösen Phlebitiden aus, die Ausgangspunkte septischer Komplikationen werden können. Deshalb ist man während der wochenlangen Behandlungszeit zum Wechsel des Infusionsortes gezwungen. Stehen peripher keine Venen mehr zu Verfügung, bewährt sich die Infusion über einen percutan in die Vena subclavia eingelegten Kunststoffkatheter (WRBITZKY u. VOGEL, 1967; BACH et al., 1967; u. a.), der oft wochenlang funktionsfähig bleiben kann. Er wird unter aseptischen Bedingungen wie bei einem operativen Eingriff angelegt; gleich sterile Bedingungen sind beim Wechsel der Infusionen bzw. beim Injizieren von Medikamenten zu beachten.

Untersuchungen von REICHELT (1965), DIETZ u. v. D. WEYER (1965) u. a. zeigten, daß es schon nach wenigen Stunden zu Thrombosierungen der punktierten, mehr noch von freigelegten Venen kommen kann, die jedoch nur selten zu kompletten Verschlüssen führen. Die Katheterisierung der oberen Körpervenen führt eindeutig seltener zu Komplikationen als dies etwa bei den Vv. femorales der Fall ist.

Die enterale Ernährung erfolgt über eine transnasal gelegte Magensonde, die einwandfrei im Magen liegen muß. Im Zweifelsfall ist dies röntgenologisch zu kontrollieren.

Im Gegensatz zu Beobachtungen anderer Autoren sind hier bisher noch keine perforierenden Ulcerationen an Larynx, Oesophagus oder Magen gesehen worden; die andernorts auch noch neuerdings empfohlene Anlage einer Magenfistel zur Dauerernährung wird deshalb an der hiesigen Klinik nicht durchgeführt (MAYRHOFER et al., 1964; WOZIWODZKI u. GRÄSSER, 1966; KOCH u. WILDE, 1967).

Der Urin wird in Einmalsystemen über Katheter aufgefangen. Irritationen der Blasenschleimhaut – flächenhafte Blutungen, oberflächliche Ulcerationen – sind besonders im Trigonumbereich nicht vermeidbar und bei Obduktionen nachweisbar. Zur urogenitalen Infektionsprophylaxe werden täglich 30 ml einer Mischung von Sulfonamiden und Antibiotika (Euvernil und Neomycin)[5] instilliert. Stundenweises Abklemmen des Katheters beugt Blasenschrumpfungen vor.

Auch unter Sondennahrung kommt es bei Relaxation mit Imbretil zu regelmäßigem Stuhlgang, wobei anfangs gelegentlich eine Neigung zu Durchfällen beobachtet werden kann. Die vom Curare bekannte Störung der Darmmotilität (BEER et al., 1963; STIRNEMANN, 1966) wurde nur bei

---

[3] Braunüle.
[4] Intracath.
[5] Cysto-Myacine O.W.G.

einem Patienten unter Relaxation mit Toxiferin gesehen (Pat. S O., 76 J, Nr. 90, Aufn.-Dat. 1. 3. 1966).

Eine regelmäßige Körperreinigung, Hautpflege mit Ölen, Schaumgummimatratzen und Lagewechsel in ein- bis zweistündigen Abständen verhüten Dekubitalulcera, die sich bevorzugt an Schulter und Hüfte, seltener an Knöchel und Ferse bilden können. Occlusiv- oder Salbenverbände schützen die Augen vor Hornhautgeschwüren, die zur Superinfektion und zum Verlust des Auges führen können.

1954 bis 1967 wurde diese Keratitis e lagophthalmo nie beobachtet, einem im ersten Halbjahr 1968 behandelten Patienten mußte jedoch ein Auge enukleiert werden.

Krankengymnastische Übungen schon während Relaxation und künstlicher Beatmung verhüten Gelenkversteifungen. Sie gehören in die Hand einer erfahrenen Therapeutin, die Gelenksüberdehnungen und Nervenläsionen im Zustand der Relaxation zu vermeiden weiß.

4. Komplikationen

Zahlreiche Gefahren der Tetanuserkrankung wie Asphyxie im Krampfanfall oder Kreislaufversagen in Hyperthermie können heute beherrscht werden. Die moderne symptomatische Therapie des manifesten Tetanus mit Relaxation und Dauerbeatmung birgt andere Komplikationsmöglichkeiten, die es zu erkennen und zu vermeiden gilt.

Im folgenden sind die bei 115 Patienten aus den Jahren 1954–1967 beobachteten Komplikationen in der Reihe ihrer Häufigkeit zusammengestellt, soweit sie aus den vorliegenden Unterlagen ersichtlich waren. *Pneumonien* und *Atelektasen* wurden nicht berücksichtigt, da sie beim über längere Zeit künstlich beatmeten Patienten eine kaum vermeidbare Komplikation darstellen.

Vor 1964 sind 7 von 14 Patienten mit *Hyperthermie* über 40° C verstorben, in den folgenden Jahren konnten alle Fieberschübe beherrscht werden.

90 tetanuskranke Patienten mußten tracheotomiert werden; 40 davon sind verstorben, wobei 5 (= 12,5%) Komplikationen erlagen, die mit der *Tracheotomie* in Zusammenhang stehen.

Einmal kam es zu einer *Arterienarrosion* (Truncus thyreocervicalis) (Pat., G., E., 59 J., Nr. 42, Aufn.-Dat. 18. 6. 1961); eine zweite Patientin (L., S., 73 J., Nr. 101, Aufn.-Dat. 2. 9. 1966) erlag am 61. Behandlungstag einer diffusen Blutung aus Granulationsgewebe im Bereich des Tracheostoms. Ein kleiner Junge (Pat. R., K. H., 1¾ J., Nr. 65, Aufn.-Dat. 3. 10. 1963) bekam eine Trachealstenose infolge eines großen *Trachealulcus* an der Vorderwand, die das Absaugen fast unmöglich gemacht hatte. Er starb am 14. Behandlungstag an einer Pneumonie. Bei einem jungen Mann (Pat. W., K., 25 J., Nr. 45, Aufn.-Dat. 16. 9.

1961) war am 8. Behandlungstag die *Abdichtungsmanschette* an der Trachealkanüle *geplatzt*, und bevor es gelungen war, die Trachea wieder abzudichten und den Patienten ausreichend zu beatmen, hatte sich eine tödliche Hypoxie entwickelt. Zweimal in kurzen Abständen hintereinander kam es bei einer sehr adipösen Frau (Pat. K., L., 40 J., Nr. 58, Aufn.-Dat. 3. 9. 1962) zu einer *Verlagerung der Kanüle* ins praetracheale Gewebe mit schwerer Hypoxie, der die Patientin erlegen ist. Die beiden letzten Fälle ereigneten sich zu einer Zeit, in der speziell ausgebildete Kräfte zur Überwachung der Patienten noch nicht zur Verfügung standen.

Von den 50 überlebenden tracheotomierten Patienten wiesen 15 (= 30%) *Trachealkomplikationen* auf.

3 Patienten, die zum Zeitpunkt ihrer Erkrankung 72, 73 und 77 Jahre alt waren, mußten *Kanülenträger* bleiben; bei einem Kind (F., D., $2^{1}/_{2}$ J., Nr. 89, Aufn.-Dat. 16. 10. 1965) konnte mittels einer Endoprothese die bestehende Trachealstenose so erweitert werden, daß ein Jahr nach der Erkrankung eine ausreichende Atmung ohne Tracheostom möglich wurde (WIEMERS, 1968).Von 11 weiteren Patienten wurde bekannt, daß sie wegen *Trachealstenosen* nachbehandelt werden mußten.

Bei 17 (= 14,8 %) von 115 Patienten zwischen 1954 und 1967 kam es während der Behandlung zu *plötzlichem Kreislaufstillstand*. 15 dieser Patienten konnten nur zeitweilig wiederbelebt werden. Bei 11 Patienten war die Ursache eine Hypoxie (als Folge eines technischen Fehlers wie Kanülendislokation, durch Ateminsuffizienz bei Pneumonie etc.) oder cardiales Versagen bei vorgeschädigtem Altersherz. Ein Patient konnte wiederbelebt werden, nachdem es im Krampfanfall zu hypoxischem Kreislaufstillstand gekommen war; er hat den Zwischenfall folgenlos überstanden.

5 Patienten hatten einen Kreislaufstillstand, ohne daß sich eine eindeutige Ursache dafür hätte finden lassen. Nur einer dieser Patienten hat endgültig überlebt (Pat. F., D., 2½ J., Nr. 89, Aufn.-Dat. 16. 10. 1965); die übrigen sind sofort oder zu einem späteren Zeitpunkt verstorben.

Als kaum vermeidliche Komplikation ist die *Lungenembolie* bei 8 Patienten anzusehen; 6 davon sind verstorben; bei den übrigen 2 wurde die Diagnose klinisch gestellt.

Bei 6 Patienten kam es zur *Dislokation der Trachealkanüle :* eine Patientin ist (vor 1964) an den Folgen der eingetretenen Hypoxie gestorben; bei den übrigen war der Zwischenfall beherrscht, bevor irreversible Schädigung eingeteten war.

6 .Patienten haben Mageninhalt *aspiriert*; 3 sind an den Folgen *(Lungenabszess)* verstorben. Ein weiterer Patient bekam einen Lungenabszess durch Einschmelzung bei Pneumonie.

4 Patienten wurden im *Krampfanfall* hypoxisch, nur einer davon ist (vor 1963) verstorben.

6 Patienten zeigten *allergische Reaktionen :* als Ursache wurden Plasmainfusion, Medikamente (einmal vermutlich Antibiotika) und in einem Fall Tetanol festgestellt.

Hyperglykämien während der Behandlung traten bei 3 Patienten auf; bei einem 17jährigen Patienten betrug der höchste gemessene Wert 340 mg% (Methode Crecelius-Seifert). Ein Diabetes mellitus war weder beim Patienten noch in der Familie bekannt; nach Überstehen der Erkrankung waren alle übrigen Blutzuckerbestimmungen im Normbereich.

3 Patienten erkrankten, möglicherweise als Folge von Bluttransfusionen, an *Hepatitis* innerhalb des ersten Jahres nach der Tetanuserkrankung.

An weiteren Komplikationen sind aufgeführt: *Blutungsneigung, interstitielle* bzw. *Pyelonephritis, Pneumothorax, Dekubitus, Otitis media, Darmparalyse, Sekundärnaht* bei Tracheotomie, *Wirbelfrakturen* (5. und 6. BWK) und *Magenblutung*. Sie ereigneten sich bei höchstens je 3 Patienten. Insgesamt sind die Zahlen nicht absolut, da Lücken in den Krankenpapieren besonders der früheren Jahre vorliegen. Sie geben aber einen Anhalt für die Schwierigkeiten, mit denen Arzt und Schwester bei der Behandlung Tetanuskranker fertig werden müssen.

Wegen der Besonderheit ihrer Komplikationen seien 4 Patienten besonders erwähnt:

Bei einem 73jährigen Patienten (S., A., Nr. 107, Aufn.-Dat. 31. 3. 1967) wurde zur *Thromboseprophylaxe* heparinisiert. Dabei kam es bei liegendem Blasenkatheter zu einer akut eintretenden, massiven *Blasenblutung*. Die Heparinisierung wurde sofort abgebrochen; der Patient hat sich wieder erholt und konnte, wenn auch als Kanülenträger, nach 60 Tagen andauernder Behandlung die Klinik verlassen.

Ein 16jähriges Mädchen (B., M., Nr. 6, Aufn.-Dat. 6. 8. 1954) krampfte 14 Tage lang heftig und hatte hohes Fieber. Sie wäre heute relaxiert und beatmet worden. Etwa 6 Wochen nach der Erkrankung war die Patientin noch *psychisch verändert*. Zu einem ähnlichen Bild kam es bei einer 72jährigen Patientin (B., L., Nr. 88, Aufn.-Dat. 9. 9. 1965), die im Anschluß an die 17tägige Beatmungszeit etwa 3 Wochen lang örtlich und zeitlich desorientiert war und unter sich ließ. Bei einer Nachuntersuchung im November 1967 bestand nur noch eine leichte Wesensveränderung, vom Neurologen auf eine *temporäre cerebrale Hypoxie* zurückgeführt.

Ein 53jähriger Patient (V., E., Nr. 106, Aufn.-Dat. 15. 2. 1967) hatte seinen Wundstarrkrampf weitgehend überstanden und konnte bereits wieder selbständig atmen. Er starb innerhalb weniger Minuten am 21. Behandlungstag. Bei der Obduktion fand sich als Todesursache eine *Lungenembolie*, die ihren Ausgang höchstwahrscheinlich von phlebitischen Veränderungen in der Umgebung des in der *V. subclavia* liegenden Infusionskatheters genommen hatte.

VI. Behandlungskosten des manifesten Tetanus

(gleichzeitig ein Kostenvergleich gegenüber der aktiven Schutzimpfung)

Die heutige Tetanustherapie ist personell und apparativ überaus aufwendig. In der Literatur liegen nur wenige Kostenangaben vor. Berechnungen und Resultate sind verschieden.

HOPPE (1952) fand für 1403 Krankentage einen Aufwand von DM 11925,50; zusätzlich käme Hausgeld etc. Für die Kosten einer Tetanusbehandlung könnten nach HAID (1959) (Österreich) 2000 Personen, nach ECKMANN (1960) (Schweiz) dagegen nur 800 Personen geimpft werden. Nach SCHÖNBAUER (1963) kostete ein Tetanustoter ebensoviel wie die Impfkosten von 100000 Personen; nach HEINZEL (1965) hätten 24500 Personen dreimal mit Tetanustoxoid geimpft werden können.

Tabelle 8. *Behandlungskosten bei 18 überlebenden Patienten mit manifestem Tetanus 1966 und 1967, Schweregrad I–III*

Name		Alter	lfd. Nr.	Grad	Beatm. Tage	Kosten (DM)
1.	F.	31 J.	94	I	—	2713,—
2.	R.	18 J.	112	I	—	3800,—
3.	R.	6 J.	114	I	—	3024,—
4.	P.	27 J.	116	I	—	623,—
1.	M	65 J.	93	II	—	3658,—
2.	H.	67 J.	98	II	—	3887,—
3.	K.	35 J.	103	II	—	8813,—
1.	B.	16 J.	91	III	40	13014,—
2.	W.	23 J.	92	III	29	9393,—
3.	S.	14 J.	95	III	32	12018,—
4.	S.	55 J.	99	III	1	4633,—
5.	S.	42 J.	100	III	21	8333,—
6.	W.	66 J.	105	III	24	7285,—
7.	S.	73 J.	107	III	20	8426,—
8.	S.	16 J.	109	III	40	9966,—
9.	G.	64 J.	110	III	21	8831,—
10.	K.	52 J.	111	III	26	9218,—
11.	I.	50 J.	117	III	25	13256,—
Summe der Behandlungskosten Grad I						10160,—
Summe der Behandlungskosten Grad II						16358,—
Summe der Behandlungskosten Grad III						104373,—
Summe der Behandlungskosten Grad I–III						130881,—

MÖRL (1962) berechnete für Halle die Kosten auf 10000,— bis 20000,—
Mark, BEER et al. (1963) für München ebenfalls mit etwa 20000,— DM
pro Krankheitsfall; HOSSLI (1964) (Zürich) setzte 15000,— bis 20000,—
Schweizer Franken an.

1966 und 1967 wurden an der Chirurgischen Universitätsklinik Freiburg
28 Patienten verschiedenen Alters und mit Tetanus verschiedener Schweregrade behandelt. Die beiden Tabellen 8 u. 9 geben, getrennt nach Überlebenden, Schweregraden und Verstorbenen die Kosten an, die dem jeweiligen Kostenträger (Krankenkasse, Berufsgenossenschaft) in Rechnung
gestellt wurden. In diesen Kosten sind die Aufenthaltskosten (Pflegetage)
als Pauschalsumme enthalten, zusätzlich die Kosten für besondere Medikamente (z. B. der sogenannten Landesliste) und Sitz- bzw. Nachtwachen[6].

Die gesamten Behandlungskosten dieser 28 Patienten betragen DM 197412,—.
Jeder überlebende Patient mit Tetanus des Schweregrades III (mittleres Alter
42,8 J., mittlere Beatmungsdauer 25,4 Tage) kostete demnach durchschnittlich
DM 9488,45, jeder verstorbene Patient derselben Krankheitsschwere (mittleres
Alter 68,4 J., mittlere Beatmungsdauer 13,9 Tage) DM 6653,10.

Nicht enthalten sind in diesen Berechnungen:

1. Entstandene Kosten vor Klinikaufnahme (Hausarzt, Transport, Kosten
anderer Kliniken)
2. Amortisationskosten der notwendigen Apparaturen (Respiratoren, Über-
wachungsgeräte)
3. Zusätzliche Kosten während des Krankenhausaufenthaltes (Krankengeld
für die Familie etc.)
4. Kosten für Nachbehandlung (Sanatorium u. ä.)
5. Lohnfortzahlung während der Krankheitszeit, Verletztengeld
6. Begutachtungskosten
7. Rentenzahlung bis zum Eintritt voller Arbeitsfähigkeit oder Dauerrente
8. Im Sterbefall Hinterbliebenenrente
9. Personalkosten der Klinik bzw. Defizitausgleich der Klinik pro Pflegetag
durch Stadt oder Land

Diese zusätzlichen Kosten sind je nach Grundeinkommen des Betroffenen
verschieden.
Für einen Patienten (S., H., 42 J., Nr. 100, Aufn.-Dat. 30. 8. 1966) sind der
zuständigen Berufsgenossenschaft bis zum Eintritt partieller Arbeitsfähigkeit im
Januar 1968 etwas mehr als DM 17000,— Kosten entstanden, zusammen mit den
Klinikkosten also etwa DM 25000,— Krankheitskosten.

Diese Kostenangabe mit ungefähr DM 25000,— liegt sicher nicht zu
niedrig; unter Berücksichtigung der aufgeführten neun Positionen ist viel-
mehr diese Endsumme als untere Grenze der jeweils entstehenden Gesamt-
kosten anzusehen.

---

[6] Die Zahlen verdanke ich Herrn WISLER von der Verwaltung der klinischen
Universitätsanstalten.

Tabelle 9. *Behandlungskosten bei 10 verstorbenen Patienten mit manifestem Tetanus 1966 und 1967, Schweregrad III*

Name	Alter	lfd. Nr.	Grad	Beatm. Tage	Kosten (DM)
1. S.	76 J.	90	III	13	7186,—
2. H.	82 J.	96	III	10	7084,—
3. B.	73 J.	97	III	8	2129,—
4. L.	73 J.	101	III	21	10225,—
5. M.	58 J.	102	III	12	7032,—
6. W.	79 J.	104	III	7	3001,—
7. V.	53 J.	106	III	20	7347,—
8. B.	60 J.	108	III	7	2772,—
9. B.	64 J.	113	III	15	7645,—
10. H.	66 J.	115	III	26	12110,—
Summe der Behandlungskosten Grad III					66531,—

Eine aktive Immunisierung mit drei Toxoid-Injektionen verleiht einen fast vollkommenen und weitgehend risikolosen Schutz gegenüber einer Erkrankung an Wundstarrkrampf und kostet derzeit 4,35 DM. Mit den für die Behandlung eines überlebenden Tetanuskranken notwendigen 25000 DM hätten 5747 Personen aktiv immunisiert und damit vor dem Tetanus bewahrt werden können. Die 1966 und 1967 hier entstandenen und dem Kostenträger in Rechnung gestellte Summe wäre ein Äquivalent für die aktive Immunisierung von 45382 Personen. Für Freiburg würde das bedeuten, daß alle derzeit schulpflichtigen Kinder (10,6% der Einwohnerschaft, also etwa 16000 Kinder) und noch weitere 15 Jahre lang alle Schulanfänger (ca. 2000 Kinder pro Jahr) einen Impfschutz erhalten könnten.

In zahlreichen Ländern wird eine wenigstens partielle Immunisierung gegen Tetanus durchgeführt, die teils die Schulkinder, teils bestimmte Jahrgänge erfaßt, teils auch nur bestimmte Berufe (z. B. DDR, Finnland, Frankreich, Italien, Jugoslawien, Polen, UdSSR, Schweiz, Tschechoslowakei, Ungarn).

In der Bundesrepublik ist derzeit nur eine freiwillige Immunisierung gegen Tetanus möglich. Etwa 80% der Wehrpflichtigen werden in der Bundeswehr einer Tetanus-Schutzimpfung unterzogen. In vielen Betrieben oder Kraftfahrer-Vereinigungen wird eine freiwillige Immunisierung nach Werbungsveranstaltungen durchgeführt. Ein gewisser Zwang ist die Schutzimpfung von Kleinkindern vor Aufnahme in den Kindergarten.

Von den Berufsgenossenschaften, noch nicht aber von den Krankenkassen, werden die Kosten für eine gesamte aktive Immunisierung übernommen, wenn die Schutzimpfung anläßlich einer Verletzung durchgeführt wird und wenn (aus juristischen Gründen) die 3. Toxoidinjektion nicht später als 8 Wochen nach der 2. Impfung gegeben wird.

VII. Behandlungsergebnisse
bei manifestem Tetanus

Für den schweren Wundstarrkrampf gab Lexer (1910) eine Mortalität von 80–90% an, Permin (1914) 80–95% und Kümmell (1915/16) für den Kriegstetanus 78%. Tillmann (1962) fand für die Schweiz noch eine jährliche Gesamtmortalität von 50% (bei durchschnittlich 30 Patienten im Jahr) und wies nachdrücklich auf die bei Überlebenden häufig beobachteten hypoxiebedingten Hirnschäden hin.

In den letzten Jahren zeigt sich aus verschiedenen, von einzelnen Behandlungszentren vorgelegten Statistiken eine Senkung der Mortalität an, die für die Gesamtzahl aller Fälle meist um 40%, seltener darunter, vereinzelt noch bis 50% liegt (Übersichten bei Mayrhofer, Kucher u. Chott, 1964; Weiser u. Bünte, 1965; Stirnemann, 1966; Wilde u. Koch, 1968).

Ein Vergleich der Behandlungsergebnisse ist unmöglich, da der Wundstarrkrampf in verschiedenen Ländern bzw. Erdteilen verschieden abläuft und auch seine Malignität in derselben Gegend im Lauf der Jahre erheblich variieren kann. Die Einteilung in Schweregrade ist unterschiedlich; die Therapie- und Pflegemöglichkeiten sind kaum vergleichbar, und vielfach wird der Anteil an Patienten höheren Alters zu wenig berücksichtigt, der naturgemäß durch die größere Anfälligkeit Komplikationen gegenüber zu einer höheren Sterblichkeit führen muß.

Man kann einen Therapieerfolg nur unter Berücksichtigung folgender Kriterien beurteilen:

a) Die Patienten sind dem Schweregrad nach einzuteilen. Patienten mit schwerem Tetanus sind früher fast ausnahmslos verstorben, während die leichten Fälle ihre Krankheit von selbst und ohne Therapie überstehen.

b) Das Alter der Patienten ist wesentlich. Patienten jenseits des 60. Lebensjahres erliegen häufig Komplikationen, die weniger mit der Krankheit selbst als mit dem dadurch bedingten langen Krankenlager zu tun haben (z. B. Lungenembolie).

c) Der Tetanus neonatorum bzw. der Tetanus des Kleinkindes sollte für sich betrachtet werden, zumal er eine besonders hohe Mortalität aufweist. In Europa ist er nur noch selten zu beobachten; eigene Erfahrungen liegen nicht vor.

An der Chirurgischen Universitätsklinik Freiburg wurden zwischen 1919 und 1967 262 Patienten mit manifestem Wundstarrkrampf behandelt; 123 (= 46,9%) sind in dieser Zeit der Krankheit erlegen.

Über 63 Patienten von 1919 bis 1939 hat SAUER (1941) berichtet; BERNHARD (1955) gab einen Überblick von 1930 bis 1953 (120 Patienten). Die in den Jahren der sich überschneidenden Berichtsperiode 1930 bis 1939 angegebenen Behandlungszahlen differieren in beiden Arbeiten erheblich: SAUER/BERNHARD 1930: 2/2, 1931: 1/3, 1932: 2/4, 1933: 3/2, 1934: 6/7, 1935: 4/3, 1936: 2/1, 1937: 7/7, 1938: 7/6, 1939: 2/2; 1930–1939: 36/37. Originalunterlagen zur Berichtigung sind nicht mehr vorhanden. In der Arbeit HAEGELE (1961) werden die Ergebnisse bei 36 Patienten aus 1953–1960 vorgelegt; es besteht ebenso eine Differenz zwischen BERNHARD (1953 10 Patienten) und HAEGELE (1953 2 Patienten). Für die hier vorgelegte Auswertung wurden aus der Arbeit SAUER die von 1919 bis 1929 behandelten Patienten berücksichtigt, aus der Arbeit BERNHARD die Jahre 1930 bis 1953; aus der Arbeit HAEGELE wurden die 2 Patienten des Jahres 1953 eliminiert. Fast alle in den späteren Jahren an der hiesigen Klinik behandelten Personen mit Tetanus sind dem Autor aus eigener Mitarbeit bekannt.

In einem ersten Zeitraum der Tetanusbehandlung (1919–1953) wurde die mutmaßliche Eintrittspforte excidiert; die Patienten bekamen – teilweise in sehr hoher Dosierung – Tetanus-Antitoxin und wurden medikamentös sediert. Am Anfang des zweiten Behandlungszeitraums (1954–1962) lag der Beginn einer speziellen Betreuung der Patienten durch Angehörige der Anaesthesie-Abteilung, und ab 1958 wurde die Tetanusbehandlung mittels Relaxation und Dauerbeatmung ausgeführt. 1963 bis 1967 standen alle tetanuskranken Patienten unter kontinuierlicher Überwachung durch Schwestern und Ärzte der Anaesthesie-Abteilung; alle schwer erkrankten Patienten wurden relaxiert und dauerbeatmet. Das Behandlungsergebnis zeigt Tabelle 10.

Während die Zahl der jährlich zu behandelnden Patienten zwischen 1919 und 1967 um mehr als das 2½fache anstieg, konnte die Mortalität von 58,5% auf 32,7%, also fast auf die Hälfte gesenkt werden. Dieses günstige Ergebnis ist erst in den letzten Jahren erreicht worden, wie Tabelle 11 zeigt. Hier wurde der gesamte Behandlungszeitraum – willkürlich – in fünf Abschnitte unterteilt, zunächst in vier mal 11 Jahre, dann die letzten 5 Jahre gesondert, in denen die Patienten nach den Gesichtspunkten der modernen Therapie betreut wurden.

1961 sind von 12 Patienten noch 6, 1962 von 13 ebenfalls 6 verstorben. Für diese beiden Jahre ergibt das bei 25 Patienten 48% Mortalität.

Dieses zunächst an der Gesamtmortalität aufgezeigte Behandlungsergebnis wird noch eindrucksvoller, wenn man berücksichtigt, daß in den vergangenen Jahren der Anteil schwerer Fälle (Schweregrad III) gegenüber den leichteren Verlaufsformen zugenommen hat.

Leider ist es für die früheren Jahre nicht mehr möglich, die Patienten nach Schweregraden einzuordnen. Unterlagen, die dies erlauben würden, liegen nicht mehr vor.

Tabelle 10. *Art und Ergebnis der Tetanustherapie in verschiedenen Zeitabschnitten zwischen 1919 und 1967 (262 Fälle mit manifestem Tetanus aller Schweregrade und Alter, behandelt an der Chirurgischen Universitätsklinik Freiburg)*

	1919–1953	1954–1962	1963–1967
Zahl der Jahre	35	9	5
Fallzahl	147	60	55
Mortalität	86 = 58,5 %	24 = 40 %	18 = 32,7 %
mittlere Fallzahl pro Jahr	4,2	6,7	11
Therapie	Wundexcision, Tetanus-Antitoxin, Sedierung	Beginn d. anaesthesiolog. Betreuung, part. Relaxation, ab 1958 Beatmung	Intensivbehandlung d. Anaesthesie-Abt., kontin. Überwachung durch deren Schwestern u. Ärzte, Dauerbeatmung unter Relaxation

Die Abbildung 22 zeigt den Anteil der Patienten verschiedener Schweregrade an der Gesamtmorbidität aus den Jahren 1954 bis 1967. 1954 bis 1957 halten sich die leichten und mittelschweren mit den schweren Erkrankungen die Waage; nach 1958 überwiegen eindeutig die schweren Verlaufsformen. Im ganzen stehen 15 Patienten mit leichtem Tetanus (Schweregrad I) und 14 Patienten mit mittelschwerem Tetanus (Schweregrad II) 86 Patienten mit schwerem Tetanus (Schweregrad III) gegenüber. 42 davon, also knapp die Hälfte, wurden seit 1963 behandelt. Das Verhältnis der Schweregrade zueinander beträgt etwa 1 : 1 : 6. Die verstorbenen Patienten (durchgezogene Linie) gehören mit wenigen Ausnahmen dem Schwere-

Tabelle 11. *Mortalität bei manifestem Tetanus in verschiedenen Zeitabschnitten zwischen 1919 und 1967. Der letzte Abschnitt umfaßt statt 11 Jahren nur die 5 Jahre, in denen die moderne Tetanustherapie angewandt wurde*

Zeitraum	Patientenzahl	Mortalität
1919–1929	27	11 = 40,7 %
1930–1940	42	25 = 59,5 %
1941–1951	61	37 = 60,7 %
1952–1962	77	32 = 41,6 %
1963–1967	55	18 = 32,7 %

grad III an (1959 ein 60jähriger und 1961 ein 53jähriger Patient sowie eine 68jährige Patientin, 1963 ein 1¾ Jahre alter Junge, die dem Schweregrad II zugehörten).

Eine Aufschlüsselung nach dem Alter der Patienten ist auch aus früheren Jahren möglich.

Abbildung 23 zeigt den Anteil der verschiedenen Lebensjahrzehnte in den einzelnen Zeitabschnitten 1919 bis 1929 (aus Arbeit SAUER), 1930 bis 1953 (Arbeit BERNHARD), 1954 bis 1962 und 1963 bis 1967 (teilweise nach HAEGELE).

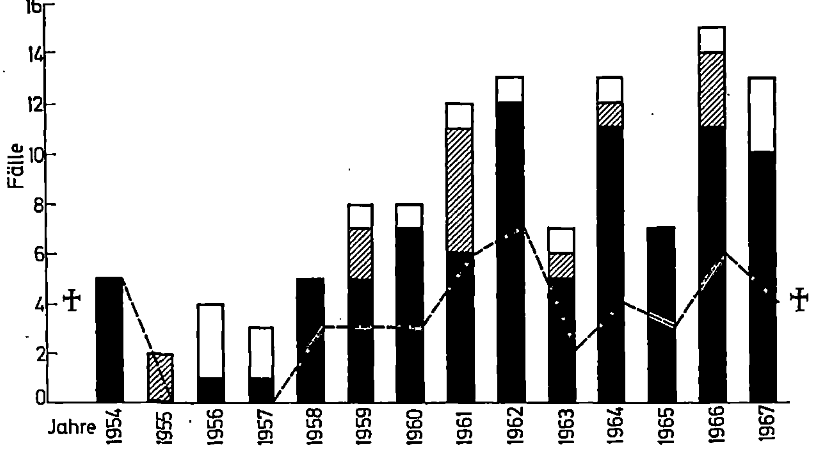

Abb. 22. Anteil der verschiedenen Schweregrade bei 115 Patienten mit manifestem Tetanus zwischen 1954 und 1967 und deren Mortalität. Schweregrad I: Weiß; Schweregrad II: Schraffiert; Schweregrad III: Schwarz. Verhältnis I:II:III etwa 1:1:6. Mortalität: Schwarze Linie

Ab 1954 bleiben in den jüngeren Lebensjahrzehnten (bis 50) vergleichsweise mehr Patienten am Leben als in den vorhergehenden Jahren, und ab 1963 geht die Mortalität vorwiegend zu Lasten der Patienten, die älter als 50 Jahre sind.

Nun hat nicht nur der Anteil schwerer Krankheitsverläufe sondern auch die Zahl der Patienten in hohem Alter zugenommen. 1954 bis 1962 waren von 60 Patienten nur 11 (= 18,3%) über 61 Jahre alt, im letzten Zeitabschnitt (1963–1967) dagegen von 55 Patienten 30 (= 54,5%) über 61 Jahre alt, 17 davon sogar über 71. Das bedeutet, daß ein knappes Drittel (= 30,9%) aller an Tetanus behandelten Patienten über 71 Jahre alt war! Drei dieser Patienten im Alter von 72, 73 und 77 Jahren haben, wenn auch als Dauerkanülenträger, überlebt; sie mußten 17, 20 und 43 Tage lang beatmet werden. Die älteste behandelte Patientin war 91 Jahre; sie ist am 9. Tag der Dauerbeatmung verstorben.

Nimmt man nun, um einen echten Vergleich der heutigen Tetanustherapie gegenüber früher zu bekommen, alle Patienten mit leichtem und mittelschwerem Tetanus (Grad I und II) aus der Berechnung der Mortalität heraus, dann ergibt sich bei Berücksichtigung nur der Schwererkrankten (Grad III), daß 1954 bis 1962 von 42 Patienten 23 (= 54,8%) verstorben

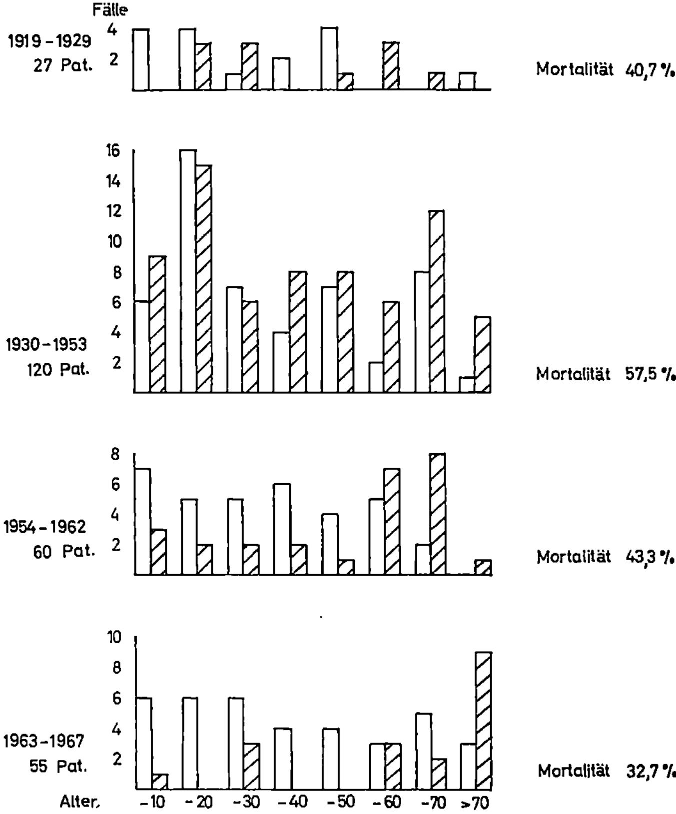

Abb. 23. Morbidität und Mortalität von 262 Patienten mit manifestem Tetanus zwischen 1919 und 1967 in verschiedenen Zeitabschnitten. Rückgang der Mortalität ab 1954, besonders ab 1963, zu Lasten der Patienten im Alter von über 50 Jahren. Überlebende weiß, Verstorbene schraffiert

sind, also mehr als die Hälfte. 1963 bis 1967 sind von 44 Patienten noch 18 (= 40,9%) verstorben.

Vergleicht man nur die Patienten, die jünger als 60 Jahre und die an schwerem Tetanus (Grad III) erkrankt waren, ergibt sich 1954 bis 1962, daß von 34 Patienten 15 (= 44,1%) verstorben sind, 1963 bis 1967 von 27 Patienten aber nur noch 6 (= 22,6%).

Damit ist die Überlebenschance gegenüber früher, als die Mortalität bei schwerem Tetanus auch für junge Menschen bei ungefähr 80% lag, umgekehrt geworden.

Möglicherweise kann dieses günstige Behandlungsergebnis noch verbessert werden, wenn es gelingen sollte, Komplikationen der Tetanusbehandlung noch mehr als bisher beherrschen zu können. Der Besonderheit wegen sollen die Krankengeschichten der 6 Patienten mit Tetanus Schweregrad III, die zwischen 1963 und 1967 noch verstorben sind, obwohl sie weniger als 60 Jahre alt waren, geschildert werden.

1. Pat. W., W., 28 J., Nr. 73, Aufn.-Dat. 1. 7. 1964: Der Landwirt zog sich etwa am 25. 6. 1964 eine Rißwunde an der rechten Schulter zu. Am 30. 6. 1964 trat Trismus auf, am 1. 7. 1964 wurde der Patient mit dem Vollbild eines manifesten Tetanus unter Krämpfen und bereits cyanotisch stationär aufgenommen. Er mußte sofort relaxiert, intubiert, tracheotomiert und beatmet werden. Am 11. und am 14. 7. 1964 kam es zu plötzlichem Kreislaufstillstand; ein 3. Herzstillstand am 14. 7. 1964 konnte nicht mehr behoben werden. Die Obduktion deckte eine Aspirationspneumonie mit Lungenabszess und Erstickungsblutungen auf, daneben interstitielle Nephritis, Blutungen in der Brustwandmuskulatur (nach externer Herzmassage), Thrombose nach Venenkatheter, schwere Skelettmuskelveränderungen und degenerative Veränderungen einzelner Vorderhornganglienzellen. Klinisch handelte es sich sicher um einen auffallend schweren Krankheitsverlauf, wofür auch die kurze Inkubations- und Anlaufzeit und eine generelle Blutungsneigung sprechen.

2. Pat. T., D., 21 J., Nr. 83, Aufn.-Dat. 23. 1. 1965: Dieser junge Mann erlitt am 18. 12. 1964 und am 15. 1. 1965 je einen Mopedunfall mit Hautschürfwunden; beim zweiten Unfall zog er sich eine Schädelbasisfraktur zu. Bei beiden Unfällen lehnte er, möglicherweise infolge eines Mißverständnisses, die angeratene Auffrischinjektion mit Tetanus-Toxoid ab. Am 23. 1. 1965 traten in einem auswärtigen Krankenhaus erste Tetanussymptome (Trismus) auf, und der Patient wurde sofort nach Freiburg verlegt. Am gleichen Tag kam es zu Krämpfen; es wurde umgehend die Beatmungstherapie unter Relaxation eingeleitet. Am 24. 1., also bereits einen Tag nach Krankheitsbeginn, kam es plötzlich zu einem Herzstillstand, der durch externe Herzmassage (durch die diensttuende Schwester) behoben werden konnte. Trotzdem war ein Cerebralschaden anzunehmen (Delta-Wellen im Elektro-Encephalogramm). Eine spezifische Behandlung mit Tetanus-Toxoid (einmal 1,0, viermal 0,5 ml Tetanol alle zwei Tage) bei dem früher mit anscheinend zwei Toxoid-Injektionen vorimmunisierten Patienten sowie die Gabe von humanem Tetanus-Antitoxin ließ keinen Einfluß auf den Krankheitsablauf erkennen. Der Patient mußte 30 Tage voll beatmet werden, er konnte danach einige Tage spontan atmen. Wegen zunehmenden Rigors der Skelettmuskulatur wurde erneut relaxiert und beatmet. Trotz täglicher Zufuhr von über 3000 Kalorien war der junge Mann zum Skelett abgemagert; es trat eine Anurie ein, und er verstarb am 10. 3. 1965. – Die Obduktion zeigte eine Orbitalfraktur, einen Rindenprellungsherd frontobasal und eine Blutungshöhle im linken Stirnhirn auf. Ferner fanden sich eine Pneumonie, toxische Leberverfettung, Diapedeseblutungen, Thrombose in der linken Vena jugularis und eine schwerste Kachexie, im histologischen Bild schwerste Veränderungen der Skelettmuskulatur und atrophische Veränderungen der Vorderhornganglienzellen. Die Todesursache war auch bei der Obduktion nicht eindeutig festzustellen; entweder hat es sich um einen hochtoxischen Verlauf gehandelt, wofür auch In-

cubations- und Anlaufzeit sprechen würden, oder die Gehirnverletzung war Ursache des deletären Verlaufs.

3. Pat. S., E., 24 J., Nr. 84, Aufn.-Dat. 16. 5. 1965: Die Patientin wurde im 3. 5. 1965 auswärts operiert. Am 13. 5. 1965 fiel ein Trismus auf, und in den folgenden Tagen entwickelte sich ein manifester Tetanus, der am 16. 5. 1965 die Verlegung zu uns erforderlich machte. Bei der Aufnahme war die Patientin unter massiver Sedierung tief bewußtlos, hatte 40° C Fieber, eine langsame, flache Atmung; der Blutdruck betrug 85/40 mmHg. Es wurde sofort intubiert und die Dauerbeatmung begonnen, die 18 Tage bis zum Tod aufrechterhalten wurde. Das Elektro-Encephalogramm, das kurz nach der stationären Aufnahme angefertigt wurde, bestätigte einen hypoxischen Hirnschaden. – Bei der Obduktion fanden sich eine Pneumonie, Teilatelektase der Lungen, Lungenödem, eine geringe interstitielle Myocarditis und interstitielle Nephritis neben Degenerationszeichen der Muskulatur und einer Atrophie von Vorderhornganglienzellen.

4. Pat. M., O., 58 J., Nr. 102, Aufn.-Dat. 4. 9. 1966: Der Landwirt verletzte sich am 27. 8. 1966 am linken Unterschenkel. Am 3. 9. 1966 konnte er den Mund nicht mehr öffnen, einen Tag später wurde er stationär aufgenommen und tracheotomiert; wegen zunehmender Krampfneigung Beginn der Dauerbeatmung am 5. 9. 1966. Am 9. 9. 1966 konnte ein Herzstillstand behoben werden, am 13. 9. 1966 bestanden diffuse Blutungen aus dem Darmtrakt, die bis zum 17. 9. 1966 konservativ behandelt wurden, dann stärker wurden, so daß man sich zur Laparotomie entschloß, die jedoch keine Blutungsquelle aufdecken konnte. Exitus unmittelbar postoperativ in tabula. Der Tod trat laut Obduktionsbefund durch akutes Rechtsversagen des Herzens ein. Zusätzlich fanden sich eine Pneumonie, in der linken Lunge ein mittelgroßer Embolus, im Magen- und Duodenalbereich zahlreiche Schleimhautdefekte mit Blutungen, ein tiefes Ulcus ca. 6 bis 7 cm unterhalb des Pylorus.

5. Pat. V., E., 53 J., Nr. 106, Aufn.-Dat. 15. 2. 1967: Dieser Landwirt hatte sich am 28. 1. 1967 am rechten Fußballen verletzt, am 11. 2. 1967 fühlte er sich schlapp und müde. Am 15. 2. 1967 kam er zur Aufnahme, und am nächsten Tag wurde wegen Krampfneigung tracheotomiert und die Dauerbeatmung begonnen. 20 Tage später – er war zeitweilig bereits wieder ohne Respirator – verstarb er plötzlich innerhalb weniger Minuten. Der Patient hatte eine absolute Arrhythmie gehabt. Der Tod wurde dem Obduktionsbefund nach durch eine Lungenembolie verursacht, die von thrombophlebitischen Veränderungen um den in der V. subclavia liegenden Infusionskatheter abgegangen war. Zusätzlich fand sich eine Schrumpfniere links.

6. Pat. B., S., 60 J., Nr. 108, Aufn.-Dat. 12. 6. 1967: Diese Landwirtsfrau hatte sich Ende Mai 1967 an der rechten Hand verletzt. Am 10. 6. 1967 bemerkte sie Trismus und hatte Rückenschmerzen; 2 Tage danach stationäre Aufnahme, zunächst auswärts im Lungenödem, am gleichen Tag Verlegung hierher, Tracheotomie, Beatmungsbeginn. Seit 10 Jahren waren ein intraventrikulärer Block und starker Frequenzwechsel der Herztätigkeit bekannt. Am 7. Tag der Behandlung starb sie plötzlich. – Die Obduktion ergab ein primäres Herzversagen, daneben eine Pneumonie.

VIII. Zusammenfassung

1. Der Wundstarrkrampf geht von einer mit Clostridium tetani infizierten Verletzung aus und ist eine Allgemeinintoxikation des Körpers, die nach mehr oder weniger langer Zeit und nach mehr oder weniger schwerem Verlauf von selbst wieder abflaut. Zu Vergleichsuntersuchungen eignen sich drei Schweregrade, die nicht nur die Prognose, sondern auch die Therapie beinhalten.

Nach heutiger Anschauung führt Tetanus-Toxin über eine Blockierung interneuronaler Hemmungssynapsen zu Störungen der Reizübertragung im Zentralnervensystem und zur Enthemmung der Vorderhornzellen. Zeitpunkt und Menge der Toxinbildung bleiben unbekannt.

2. Während der akuten Krankheitsphase tritt *klinisch* ein Substanzschwund der Skelettmuskulatur mit einer Wochen bis Monate anhaltenden Schwäche und Atrophie besonders der proximalen, stammnahen Muskulatur ein. *Elektromyographisch* sind kurze Aktionspotentiale in der Skelettmuskulatur gegenüber der Norm signifikant vermehrt; häufig finden sich kurze, aufgesplitterte polyphasische Aktionspotentiale und bei kräftiger Innervation eine vorzeitige Interferenz. *Histologisch* sieht man alle Zeichen der sogenannten Zenkerschen wachsartigen Degeneration, während in späteren Stadien regenerative Veränderungen überwiegen. *Elektronenoptisch* erscheint das terminale Axon regelrecht; postsynaptisch sind Z-Streifen zerstört, und in Vacuolen mit granulärem Inhalt wird elektronenoptisch sehr dichtes Material abgelagert. Die *Aktivität einiger Enzyme* im Serum ist erhöht. Kreatin-Phosphokinase zeigt eine durchschnittliche Erhöhung auf das Sechsfache mit Maximum bei 17 mU/ml Serum, Aldolase auf etwa 9–10 mU/ml Serum, Laktat-Dehydrogenase meist auf das Doppelte der Norm. Die Aktivitäten der Transaminasen SGOT und SGPT sind nur wenig verändert. Ein Zusammenhang der Enzymaktivität mit der Relaxansdosis besteht nicht.

Demnach liegt bei Tetanus eine benigne und reversible Myopathie vor, die durch das Toxin selbst und nicht durch Inaktivitätsatrophie, Kaliummangel, Ischämie im Krampfanfall, Hunger oder Sauerstoffmangel ausgelöst wird.

3. Die *spezifische Therapie* des Wundstarrkrampfes hat enttäuscht. Bei einem Vergleich von 115 Patienten aller Altersstufen und Schweregrade zeigt die *Wundexcision* keinen Vorteil. Die Letalität des schweren Wundstarrkrampfes (Schweregrad III) beträgt im Alter bis zu 60 Jahren mit

Wundexcision 40% gegenüber 26,9% ohne Wundexcision. Der Erreger-nachweis gelang bei 16,9% von 59 Patienten.

Auch die Therapie mit *Tetanus-Antitoxin* ist unsicher. 66 Patienten erhielten tierisches Tetanus-Antitoxin als Einmaldosis in verschiedener, teils hoher Dosierung oder fraktioniert über Tage mit einer Mortalität zwischen 38,5% (fraktionierte Gabe) und 47,1% (hohe Einmaldosis). Demgegenüber starben 30,8% von 26 Patienten, die mit humanem Tetanus-Antitoxin behandelt wurden. Zusammen mit aus der Literatur bekannten Patienten ist bei insgesamt 163 in den letzten Jahren behandelten Tetanus-kranken die Mortalität mit 25,1% sehr niedrig; jedoch ist der klinische Verlauf gegen früher unverändert. Eine Therapie mit tierischem oder huma-nem Antitoxin unter sonst gleichen Bedingungen zeigt keinen Unterschied.

Bei 55 Patienten liegt die Mortalität bei einer Gabe von 1–2 *Tetanus-Toxoid*-Injektionen höher als bei der Zufuhr von drei oder mehr Toxoid-Injektionen (bei Tetanus-Schweregrad III 81,8% gegenüber 36,1%).

Titer-Bestimmungen nach Gabe von Antitoxin oder Toxoid weisen eine vom klinischen Verlauf unabhängige Titerhöhe im Serum der Kranken auf.

Antibiotika, niedermolekulare Infusionslösungen zur Toxinbindung oder eine *hyperbare Oxygenation* zeigen beim manifesten Tetanus keinen spezifischen Effekt. *Corticoide*, auch intralumbal, sind wegen der tetanusbedingten Myopathie nicht indiziert.

4. *Symptomatische Therapie*: Barbiturate zur *Sedierung* oder *zentral angrei-fende Relaxantien* wie Diazepam sind beim schweren Tetanus nicht aus-reichend, dagegen *peripher wirkende Relaxantien*, kombiniert mit Sedierung und Dauerbeatmung über eine Trachealkanüle. Dadurch werden Atem-insuffizienz durch Krampf, muskuläre Hypertonie oder Medikamente eben-so vermieden wie Frakturen und Myositis ossificans. Aktives Mithusten des Patienten beim Absaugen verhindert weitgehend die Ausbildung von Atelektasen und Pneumonien.

5. Erfahrungen an 82 dauerbeatmeten Patienten mit schwerem Tetanus werden mitgeteilt. Die *Tracheotomie* führt nach wie vor in 30% der Fälle zu Komplikationen. Die *Dauerbeatmung* wird aufgrund des klinischen Be-fundes, einer Sauerstoffsättigung unter 90%, einer Sauerstoffspannung unter 70 mmHg oder einer Kohlensäurespannung über 50 mmHg möglichst vor Eintreten erster Komplikationen begonnen. Die *Kreislauflabilität* des Tetanuskranken beruht auf einem Eiweiß- bzw. Volumenmangel; die mäßige Anämie wird als Eiweißmangelfolge aufgefaßt. Hyperthermien beruhen auf Infektionen von Lunge, Blase oder Venen und können vor-wiegend durch physikalische Maßnahmen in Grenzen gehalten werden. Die intravenöse und orale Zufuhr von Nahrung und Flüssigkeit in täglich bilanzierten Mengen bei gleichzeitiger Korrektur von Elektrolyt- und Säurebasenhaushalt gewährleistet einen ausreichenden *Stoffwechsel*.

Auch eine *intensive Pflege* vermag Komplikationen wie Pneumonien und Atelektasen, Hyperthermie, Zwischenfälle durch die Tracheotomie (12,5% der 90 tracheotomierten Patienten sind an Komplikationen der Tracheotomie gestorben), plötzlicher Kreislaufstillstand (14,8% von 115 Patienten) nicht zu vermeiden. Lungenembolie, Aspiration, Hypoxie im Krampf, Allergie (meist auf Medikamente), Hyperglykämie oder Hepatitis sind seltener zu beobachten; nur vereinzelt findet man Blutungsneigung, interstitielle oder Pyelonephritis, Pneumothorax, Decubitus, Otitis media, Darmparalyse, Wirbelfrakturen und Magenblutungen. Technische Komplikationen wie Kanülendislokation oder Platzen von Abdichtungsmanschetten haben sich in den letzten Jahren kaum mehr ereignet.

6. Die *Behandlungskosten* eines einzelnen Tetanuskranken betragen mindestens DM 25000,—. Aus der in zwei Jahren durch die Tetanusbehandlung entstandenen Summe könnte derzeit die aktive Immunisierung aller schulpflichtigen Kinder Freiburgs sowie die Immunisierung aller Schulanfänger der nächsten 15 Jahre finanziert werden.

7. Die *Behandlungsergebnisse* an der Freiburger Chirurgischen Universitätsklinik zeigen bei 262 zwischen 1919 und 1967 behandelten Patienten mit manifestem Tetanus eine Gesamtmortalität von 46,9% auf. In Zeitabschnitte aufgeteilt findet man:

1919–1953 4,2 Patienten pro Jahr, Mortalität 58,5%
1954–1962 6,7 Patienten pro Jahr, Mortalität 40 %
1963–1967 11   Patienten pro Jahr, Mortalität 32,7%.

Beim schweren Tetanus (Schweregrad III) ergibt sich:
1954–1962 42 Patienten, Mortalität 54,8%
1963–1967 44 Patienten, Mortalität 40,9%

Den Erfolg zeigt die Auswertung bei tetanuskranken Patienten (Schweregrad III) im Alter bis zu 60 Jahren:
1954–1962 34 Patienten, Mortalität 44,1%
1963–1967 27 Patienten, Mortalität 22,6%

8. Die moderne Tetanustherapie mit im Bedarfsfall wochenlang durchgeführter Dauerrelaxation und künstlicher Beatmung bei gleichzeitiger Sedierung des Patienten erlaubt es, die lebensbedrohlichen Auswirkungen des Tetanustoxins wie Hypertonus der Muskulatur und generalisierte Krämpfe einzudämmen und zu beherrschen. Den zahlreichen, schweren und oft perakut eintretenden Komplikationen, die während dieser Behandlung auftreten können, vermag nur ein speziell erfahrenes und dafür ausgebildetes Behandlungsteam zu begegnen. Es konnte aber in den letzten Jahren gezeigt werden, daß diese schwierige und kostspielige Therapie ihre Berechtigung hat. Während früher $^4/_5$ auch der jüngeren Patienten

verloren waren, ist es heute möglich, wenigstens $^4/_5$ der Patienten bis zu 60 Jahren und auch einen gewissen Teil der älteren Tetanuskranken über die Zeit der Toxinwirkung hinweg einer Genesung zuzuführen.

Eine weitere Verbesserung der Behandlungserfolge ist nur möglich, wenn alle Patienten einem mit der Behandlung des Tetanus vertrauten und dafür eingerichteten Beatmungszentrum übergeben werden, sobald die Diagnose feststeht oder auch nur der Verdacht auf eine Tetanuserkrankung geäußert wird.

Ob es wirklich gelingt, zumindest alle jüngeren Patienten über die Wochen, in denen das Tetanustoxin im Organismus seine verheerenden Wirkungen ausübt, hinwegzubringen, muß die Zukunft zeigen. Es scheint hochtoxische Verlaufsformen zu geben, denen gegenüber auch heute noch alle ärztliche Kunst vergebens bleibt.

Anhang

Tetanus-Prophylaxe und Prophylaxe-Versager

In die Tetanusprophylaxe sind in den vergangenen Jahren viele Unklarheiten und Unsicherheiten eingebracht worden, nicht zuletzt durch verschiedene Merkblätter, die sich teilweise widersprachen. Man muß in der Tetanusprophylaxe klar unterscheiden zwischen der aktiven Schutzimmunisierung als vorbeugender Maßnahme für den Fall einer eintretenden Verletzung und dem Vorgehen im Verletzungsfall.

Aktive Immunisierung

a) Die Grundimmunisierung besteht aus 3 Gaben von Tetanus-Toxoid (z. B. Tetanol 0,5 ml intramuskulär).

Immunologisch ist der Effekt der aktiven Immunisierung bei längeren Intervallen günstiger. Als optimal werden heute 4–6 Wochen Abstand zwischen der 1. und 2. Toxoidinjektion angesehen, die 3. Injektion soll nach Ablauf von 9–12 Monaten erfolgen. Erfahrungsgemäß erscheint jedoch nach solch langer Zeit nur ein Bruchteil der Probanden (SCHOBER, 1956), so daß aus praktischen Gründen kürzere Intervalle vorzuziehen sind. Ein Abstand von jeweils 14 Tagen ist noch erlaubt (SCHERER, DICKGIESSER u. ALBRECHT, 1959). Damit kann ein ausreichender Schutz nach etwa 5–7 Wochen erreicht werden, er kann über Monate und Jahre anhalten und jederzeit aufgefrischt werden.

Aus praktischen Gründen ist deshalb zu empfehlen: *Grundimmunisierung* mit 3mal Tetanus-Toxoid (z. B. Tetanol 0,5 ml intramuskulär) im jeweiligen Abstand von 2–4–6 Wochen.

b) Die *Schnellimmunisierung* (HAAS, THOMSSEN u. ROTH, 1961) ist dann indiziert, wenn ein Schutz gegen eine Tetanusinfektion innerhalb von 18 bis 21 Tagen erreicht werden soll. Man gibt zunächst 1,0 ml Tetanus-Toxoid (Tetanol) und im Abstand von je 2 Tagen je 0,5 ml Tetanus-Toxoid (Tetanol), insgesamt 4 mal, jeweils intramuskulär. Diese Schnellimmunisierung bleibt Einzelfällen vorbehalten (z. B. überraschende Reisen in tetanusgefährdete Gebiete).

Als *Kontraindikationen* der aktiven Immunisierung gegen Tetanus werden Multiple Sklerose, die akute Phase einer Infektionskrankheit oder etwa 4–6 Wochen zurückliegende Impfung gegen Pocken, Poliomyelitis oder Gelbfieber angesehen.

Bei allergischen Erscheinungen auf Tetanus-Toxoid (s. b. EDSALL, 1953, 1967), die fast immer auf die Adsorbat-Substanz und nicht auf das Toxoid selbst zurückzuführen sind und nur selten auftreten, ist das Nativ-(Fluid-)Toxoid zu benutzen. Gegebenenfalls können auch Impfstoffe verschiedener Fabrikate ausgetestet werden.

c) Eine *Auffrisch-Immunisierung* (z. B. mit 0,5 ml Tetanol intramuskulär) erfolgt bei vorhandener Grundimmunisierung mit mindestens 3 Toxoidgaben gemäß dem unter a) angegebenen Verfahren nach 1 Jahr, bei Grundimmunisierung nach herkömmlicher Art (1. Intervall 4–6 Wochen, 2. Intervall 9–12 Monate) nach 5 Jahren. Bei einer Vorimmunisierung mit 4 oder mehr Toxoidgaben sind Intervalle von 10 Jahren ausreichend.

Differenzierter ist das Vorgehen bei Patienten mit insuffizienter Vorimpfung:

Patienten, die zu irgendeinem Zeitpunkt *eine* Injektion mit Tetanus-Toxoid erhalten haben, sind grundsätzlich klinisch als nicht immunisiert anzusehen.

Patienten, die früher im Abstand weniger Tage bis Wochen *zwei* Toxoidinjektionen bekommen haben, reagieren in der Regel auch nach Jahren voll ausreichend auf die 3. Injektion mit Tetanus-Toxoid (z. B. 0,5 ml Tetanol intramuskulär) und können wenige Tage danach als geschützt im Sinne einer Grundimmunisierung angesehen werden. Auch Patienten, die zu einem früheren Zeitpunkt 2 mal Tetanus-Toxoid in großem Abstand erhalten haben, reagieren in der Regel auf die 3. Toxoidinjektion ausreichend. Mit einem raschen Absinken des Schutztiters im Serum ist jedoch dann zu rechnen, wenn das Intervall zwischen der 2. und der 3. Injektion mehrere Jahre betragen hat. Man sollte in diesen Fällen nach Ablauf von 4–6 Wochen eine zusätzliche 4. Toxoidinjektion geben.

Alle diese Maßnahmen gelten für den nicht verletzten Patienten, der einer prophylaktischen aktiven Immunisierung gegen den Wundstarrkrampf unterzogen werden soll. Im Verletzungsfalle kommt sowohl das Verfahren der Grundimmunisierung als auch das der Schnellimmunisierung zu spät und das Angehen einer Tetanusinfektion kann dadurch nicht mehr verhindert werden.

Verletzungsfall

Zunächst muß entschieden werden, ob bei dem Verletzten eine Vorimmunisierung besteht oder ob er zum ungeschützten Personenkreis gehört. Danach richtet sich das weitere Vorgehen. Es hat sich bewährt, bewußtlose Patienten, die ohne Nachweis einer früheren Immunisierung (z. B. Impfpaß, Notfallausweis) in Behandlung kommen, zunächst als ungeschützt anzusehen. Unberührt von allen übrigen Maßnahmen bleibt die exakte *Wundausschneidung*, die zum frühestmöglichen Zeitpunkt durchgeführt werden sollte.

a) Vorimmunisierte

Eine begonnene Grundimmunisierung mit *1 Toxoid-Injektion* zu irgendeinem Zeitpunkt ist nicht ausreichend, derartige Patienten sind klinisch als nicht immunisiert anzusehen und müssen einer Simultanprophylaxe unterzogen werden.

Ist eine Grundimmunisierung mit *2 Toxoid-Injektionen* im Abstand von 2–4–6 Wochen begonnen, gibt man sofort eine 3. Toxoid-Injektion. Liegt die begonnene Grundimmunisierung länger als 1 Jahr zurück, ist nicht mit Sicherheit damit zu rechnen, daß in der erforderlichen Zeit ein ausreichender Schutz gegen das Angehen einer Tetanusinfektion entsteht. In einem solchen Fall ist die Simultanprophylaxe wie beim nicht vorgeschützten Patienten ratsam. Absolut unabdinglich ist die sofortige Gabe von Tetanus-Toxoid mit einer weiteren Gabe nach 4–6 Wochen. Zur Ergänzung der aktiven Immunisierung gibt man nach 9–12 Monaten nochmals Tetanus-Toxoid.

Ist eine Grundimmunisierung mit *3 Toxoid-Injektionen* durchgeführt, so ist im 1. Jahr nach der 3. Toxoidgabe keine Auffrischimmunisierung notwendig, zu jedem späteren Zeitpunkt ist die sofortige Injektion von Toxoid (z. B. 0,5 ml Tetanol intramuskulär) zur Boosterung erforderlich. Innerhalb weniger Tage tritt ein ausreichender Schutz gegen das Angehen einer Tetanusinfektion ein.

Bei Patienten, die früher *4 und mehr Injektionen* mit Tetanus-Toxoid bekommen haben, empfiehlt sich Zurückhaltung mit weiteren Toxoidgaben (EDSALL, 1967). In der Regel ist der bestehende Schutz ausreichend, er kann allerdings nicht an der Höhe des Antitoxingehaltes im Probandenserum abgelesen werden (z. B. PETERSON, 1965). Nach Erfahrungen, die bereits aus dem 2. Weltkrieg vorliegen, kann zwar ein Wundstarrkrampf auch bei Vorimmunisierten beobachtet werden, ein tödlicher Ausgang bei Patienten, die 4 oder mehr Injektionen mit Tetanus-Toxoid bekommen hatten, ist bisher jedoch nicht bekannt geworden (BOYD, 1946; HALL, 1948; RAPIN u. AMSTUTZ, 1963).

b) Nicht Vorimmunisierte

Ist eine exakte und vollständige Wundausschneidung innerhalb der ersten 4–6 Std möglich, darf man auf weitere prophylaktische Maßnahmen verzichten. Patienten mit ausgedehnten oder verschmutzten Wunden und Patienten, bei denen die Wundexcision erst zu einem späteren Zeitpunkt durchgeführt werden kann, erhalten als Simultanimpfung sofort bei Behandlungsbeginn und nicht erst nach der Wundversorgung Tetanus-Antitoxin bei gleichzeitigem Beginn der aktiven Immunisierung mit Tetanus-Toxoid.

Die passive Immunisierung sollte heute nur noch als Teil einer Simultanimmunisierung und möglichst nur noch mit humanem Tetanus-Antitoxin durchgeführt werden. Die Anwendung tierischen Antitoxins ist wegen möglicher allergischer Reaktionen gefährlich und außerdem unsicher. Je niedriger die Dosis ist und je später sie zugeführt wird, desto weniger kann eine Wirkung erwartet werden. Zusätzlich kommt es bei Anwendung des tierischen Tetanus-Antitoxins zur Ausbildung eines „schutzlosen Intervalles", das durch körpereigene Antikörper bedingt um so früher eintritt, je häufiger der Patient bereits Injektionen tierischen Antitoxins erhalten hatte, unter Umständen bereits nach wenigen Tagen (BIANCHI, 1962). Für die Anwendung humanen Tetanus-Antitoxins gibt es keine Kontraindikationen, es gewährt durch seine Halbwertszeit von 4–6 Wochen einen lückenlosen Übergang des passiven Schutzes in den aktiv erzeugten Schutz gegen Wundstarrkrampf (ZÜST, 1967).

Zur *Simultanprophylaxe* gibt man 250 IE Tetanus-Hyperimmun-Globulin (z. B. Tetagam) intramuskulär (Kinder bis zu ungefähr 6 Jahren die Hälfte). Eine Erhöhung dieser Dosis führt zur Beeinflussung der körpereigenen Immunreaktion auf Toxoid und ist deshalb zu vermeiden. Gleichzeitig wird an anderer Körperstelle Tetanus-Toxoid (z. B. 0,5 ml Tetanol) intramuskulär injiziert. Diese Grundimmunisierung wird in Abständen von 2–4 Wochen fortgesetzt, wie es bei der aktiven Immunisierung beschrieben wurde.

Bei einem derartigen Vorgehen kann ein Wundstarrkrampf heute mit weitgehender Sicherheit vermieden werden.

Prophylaxe-Versager

Ungenügende Maßnahmen bieten keinen sicheren Schutz, wie auch die folgenden Berichte von mehreren zwischen 1954 und 1967 in Freiburg behandelten Patienten mit manifestem Tetanus demonstrieren.

a) Tetanus bei insuffizienter aktiver Immunisierung

1. Ein 4jähriges Landkind (M. A., Nr. 69, Aufn.-Dat. 14. 12. 1963) hatte 1961 anläßlich einer Verletzung zweimal Tetanol bekommen. Am 29. 11. 1963 Fingerverletzung, keinerlei Prophylaxemaßnahmen. Ab 11. 12. 1963 manifester Tetanus, Anlaufzeit 2 Tage, nach 28 Tagen künstlicher Beatmung volle Genesung.

2. Pat. T. D., 21 J., Nr. 83, Aufn.-Dat. 23. 1. 1965 erhielt 1963 im Abstand von 4 Wochen zweimal Tetanol. Dezember 1964 und Januar 1965

Mopedunfälle, Auffrischimpfung jedesmal abgelehnt. Ab 23. 1. 1965 schwerster, tödlich verlaufender Tetanus (vergl. Fall 2, S. 70).

3. Ein 14jähriger Schüler (S., J., Nr. 95, Aufn.-Dat. 21. 6. 1966) hatte am 30. 5. 1960 eine Ampulle Trivirelon und am 27. 2. 1963 1500 IE Tetanus-Antitoxin und 0,5 ml Tetanol erhalten. Am 13. 6. 1966 erneut Verletzung, keinerlei Tetanusprophylaxe. Ab 19. 6. 1966 schwerer Tetanus, 32 Tage Beatmung, Genesung (vergl. S. 50).

4. Pat. S., J., 55 J., Nr. 99, Aufn.-Dat. 28. 8. 1966. Anläßlich einer Verletzung waren am 30. 7. 1965 1500 IE Tetanus-Antitoxin und 0,5 ml Tetanol gegeben worden, am 30. 8. 1965 zweite Tetanolgabe (0,5 ml). Am 7. 8. 1966 Verletzung, keine Prophylaxe. Ab 20. 8. 1966 manifester Tetanus, Anlaufzeit 9 Tage, zweimaliger plötzlicher Krampf mit Kreislaufstillstand, jeweils durch externe Herzmassage behoben. 2 Tage Beatmung, dann rasche Genesung.

5. Die Mutter und ein Onkel des Pat. B., G., 64 J., Nr. 113, Aufn.-Dat. 24. 8. 1967 hatten in enger Nachbarschaft gewohnt und waren an Tetanus verstorben. Wegen eines Ulcus cruris führte der Hausarzt im Februar 1967 eine aktive Immunisierung mit 2 mal 0,5 ml Tetanol durch. Am 16. 8. 1967 erste Symptome, 12 Tage danach erste Krämpfe. Schwerer Tetanus, Tod nach 15 Tagen künstlicher Beatmung.

b) Tetanus trotz passiver Immunisierung

1. Ein 25jähriger Gipser (K., K., Nr. 4, Aufn.-Dat. 3. 8. 1954) bekam nach Ablauf von mindestens 4, wahrscheinlich noch mehr Stunden nach Verletzung am linken Handballen vermutlich 1500 IE Tetanus-Antitoxin, außerdem Supracillin. Nach einer Inkubationszeit von 6 Tagen und einer Anlaufzeit von 1 Tag ist er nach 9 Tagen Behandlungsdauer (damals ohne Beatmung) der Krankheit erlegen.

2. Ein 6jähriger Junge (V., P., Nr. 20, Aufn.-Dat. 25. 5. 1958) erhielt 1 Tag nach einer Verletzung teils intravenös, teils intramuskulär anscheinend 50000 IE Tetanus-Antitoxin. 8 Tage danach Beginn eines Tetanus, der Junge wurde 13 Tage beatmet, nach 62 Tagen dauernder Behandlung konnte er gesund entlassen werden.

3. Der Pat. H., A., 34 Jahre, Nr. 72, Aufn.-Dat. 25. 6. 1964 hatte sich gegen 12.30 Uhr verletzt und ging erst abends zum Arzt, der ihm 1500 IE Tetanus-Antitoxin verabreichte. 10 Tage später kam es zu manifestem Tetanus, 30 Tage Beatmung, Genesung.

4. Ein 26jähriger Kraftfahrer (T., E., Nr. 87, Aufn.-Dat. 28. 8. 1965) erlitt bei einem Verkehrsunfall eine Commotio cerebri und irrte mehrere Stunden umher. Erst danach erhielt er anläßlich der Wundversorgung 1500 IE Tetanus-Antitoxin und 0,5 ml Tetanol. 7 Tage später Beginn eines Tetanus, Anlaufzeit 1 Tag, 19 Tage Beatmung, Genesung.

c) Tetanus nach Toxoidapplikation nach Verletzung

1. Der Patient M., O., 58 J., Nr. 102, Aufn.-Dat. 4. 9. 1966 hatte am 27. 8. 1966 0,5 ml Tetanol bekommen, am 3. 9. 1966 erste Symptome, 2 Tage später Krämpfe, 12 Tage Beatmung, am 17. 9. 1966 verstorben. (Dieser Patient war der Onkel des unter a, 5 erwähnten Patienten).

2. Bei einem 27jährigen Patienten (P. S., Nr. 116, Aufn.-Dat. 30. 10. 1967) kam es nach einer Verletzung am 2. 10. 1967, deretwegen 0,5 ml Tetanol gegeben wurden, nach 21 Tagen nur zu einem leichten Tetanus, der keine aufwendige Behandlung benötigte.

3. Eine 18jährige Patientin (R., G., Nr. 112, Aufn.-Dat. 24. 8. 1967) erlitt am 14. 8. 1967 einen Unfall und wurde einer Schnellimmunisierung unterzogen. 9 Tage nach der Verletzung lokaler Tetanus und wenige Tage später leichte Generalisierung. Eine Beatmung wurde nicht notwendig.

Diesem letzten Fall gleichende Beobachtungen wurden von KOCH (1967) und SCHUMANN u. HACHE (1967) mitgeteilt.

Literatur

ABEL, J. J.: Researches on tetanus I: On poisons and disease and some experiments with the toxin of the Bacillus tetani. Science 79, 121–129 (1934).
—, E. A. EVANS, B. HAMPIL, and F. C. LEE: Researches on tetanus II: The toxin of Bacillus tetani is not transported to the central nervous system by any component of the peripheral nerve trunk. Bull. Johns Hopk. Hosp. 56, 84–114 (1935).
—, B. HAMPIL, and A. F. JONAS: Researches on tetanus III: Furthers experiments to prove that tetanus toxin is not carried in peripheral nerves to the central nervous system. Bull. Johns Hopk. Hosp. 56, 317–336 (1935).
— — Researches on tetanus IV: Some historical notes on tetanus and commentaries thereon. Bull. Johns Hopk. Hosp. 57, 343–372 (1935).
—, E. A. EVANS, and B. HAMPIL: Researches on tetanus V: Distribution and fate of tetanus toxin in the body. Bull. Johns Hopk. Hosp. 59, 307–391 (1936).
—, B. HAMPIL, A. F. JONAS, and W. CHALIAN: Researches on tetanus VII: (1) The time required for the fixation of a fatal quantity of tetanus toxin. (2) The return passage of toxin by way of the lymphatic capillaries to the cardiovascular system. (3) The return passage as the basis of a method for the approximate determination of the volume of lymph in the closed lymphatic system. Bull. Johns Hopk. Hosp. 62, 522–563 (1938).
—, and W. CHALIAN: Researches on tetanus VIII: At what point in the course of tetanus does antitetanic serum fail to save life. Bull. Johns Hopk. Hosp. 62, 610–633 (1938).
—, W. M. FIROR, and W. CHALIAN: Researches on tetanus IX: Further evidence to show that tetanus toxin is not carried to the central neurones by way of the axis cylinders of motoric nerves. Bull. Johns Hopk. Hosp. 63, 373–403 (1938).
ADAMS, E. B.: Clinical trials in tetanus. Proc. roy. Soc. Med. 51, 1002–1007 (1958).
ADAMS, R. D., D. DENNY-BROWN, and C. M. PEARSON: Diseases of muscle, a study in Pathology. New York: P. B. Hoeber 1962.
AGOSTINI, B.: Licht- und elektronenmikroskopische Untersuchungen an den Muskelfasern und an den Endplatten bei Tetanus. Beitr. path. Anat. 135, 250–275 (1967).
—, e H. NOETZEL: Sulle Modificazioni morfologiche della muscolatura striata in corso di tetano. Riv. Anat. pat. XXX, 749–756 (1966).
ALHADY, S. M. A., D. P. BOWLER, H. A. REID, and L. T. SCOTT: Total paralysis regime in severe tetanus. Brit. med. J. 1, 540–545 (1960).
ALTEMEIER, W. A., W. R. CULBERTSON, and L. L. GONZALES: Clinical experiences in the treatment of tetanus. Arch. Surg. 80, 977–985 (1960).
ANDERSEN, E. W., and R. A. NAVARATNE: Tetanus. A review of 356 cases with special reference to treatment with mephenesin. Acta anaesth. scand. 2, 81–89 (1958).
ANDERSON, P. J., and S. K. SONG: Experimental myositis: A cytochemical and electron microscopic study of drug-induced degeneration. Proc. of the 5th int. Congress of Neuropath. Zürich 1965, 687–693.

ANDREESEN, R.: Häufigkeit und Therapie der Tetanuserkrankung bei Bergbauverletzungen unter Tage. Langenbecks Arch. klin. Chir. 284, 124–125 (1956).

D'ANTONA, D.: La Vaccination contre le tétanos. Rev. Immunol. (Paris) 16, 1–85 (1952).

ATHAVALE, V. B., and P. N. PAI: Tetanus neonatorum – Clinical manifestations. J. Pediat. 67, 649–657 (1965).

— — Role of tetanus antitoxin in the treatment of tetanus in children. J. Pediat. 68, 289–293 (1966).

AUERSWALD, W., P. BRÜCKE, R. KUCHER, F. MARSONER, H. MÜLLER, H. SEIDL, K. STEINBEREITHNER u. E. WAGNER: Zur Frage der Anwendung von homologem Tetanusantitoxin bei der Behandlung des schweren Tetanus. Wien. med. Wschr. 116, 229–235 (1966).

—, H. MÜLLER, J. KRENN, K. STEINBEREITHNER u. R. KUCHER: Über die Verschwinderate homologer, parenteral zugeführter Tetanus-Antikörper bei manifestem schwerem Wundstarrkrampf. Wien. med. Wschr. 118, 164–167 (1968).

BABES, V., u. E. PUSCARIN: Versuche über Tetanus. Zbl. Bakt., I. Abt. Orig. 8, 73–76 (1890).

BACH, H. G., ST. SLOWINSKI, H. RUMMEL u. W. KUHN: Punktion und Katheterismus der Vena subclavia. Anaesthesist 16, 233–237 (1967).

BÄSSLER, R., u. A. REICHELT: Die Feinstruktur der Oberfläche von Kunststoffkathetern. Anaesthesiologie u. Wiederbelebung Bd. 13. Infusionstherapie, K. LANG, R. FREY, M. HALMÁGY, 189–194. Berlin-Heidelberg-New York: Springer 1966.

BAKER, A. B.: The central nervous system in tetanus. J. Neuropath. exp. Neurol. I, 394–405 (1942).

BARK, J.: Kontrolle der Muskelrelaxation. Anaesthesist 11, 141–144 (1962).

BAUER, B. L., u. K. SCHULTIS: Posttraumatische Katabolie und parenterale Ernährung – Der Eiweißstoffwechsel. Akt. Chir. 1, 281–286 (1966).

BECKER, HJ., u. D. SPENGLER: Die Verdünnungsanämie. Acta haemat. (Basel) 35, 1–29 (1966).

BEDJANIC, M., u. S. BANIC: Bedeutung der Dosierung und Applikationsweise des Antitoxins bei der Behandlung des Tetanus. Z. Immun.-Allergie-Forsch. 125, 259–267 (1963).

BEER, R., R. EDER, J. PICHLMAYER u. G. C. LOESCHKE: Fortschritte in der Behandlung des Wundstarrkrampfes. Münch. med. Wschr. 105, 712–724 (1963).

v. BEHRING, E., u. S. KITASATO: Über das Zustandekommen der Diphtherie-Immunität und der Tetanus-Immunität bei Thieren. Dtsch. med. Wschr. 16, 1113–1114 (1890).

BENEDEK, L., u. A. JUBA: Die Bedeutung der Wurzelnervveränderungen bei der menschlichen Tetanusinfektion. Arch. Psychiat. Nervenkr. 108, 609–632 (1938).

v. BERGEN, F. H., and J. J. BUCKLEY: The management of severe systemic tetanus. Anesthesiology 13, 599–604 (1952).

BERNHARD, S.: Kasuistische Erfahrungen an 120 Tetanusfällen. Dissertation Freiburg 1955.

BIANCHI, R.: Zur Serumprophylaxe des Tetanus. Helv. med. Acta 29, 38–72 u. 101–104 (1962).

BILLAUDELLE, H. G.: Theories on the pathogenesis of tetanus and their origins. Proc. intern. Conference on tetanus. Ed. L. ECKMANN, 149–154. Bern-Stuttgart: Huber 1966.

BIRKNER, H., u. H. W. OPDERBECKE: Erfahrungen mit der Steroidnarkose in der Behandlung eines schweren Tetanus. Chirurg 29, 18–20 (1958).

BJØRNEBOE, M., B. IBSEN, and S. JOHNSEN: A case treated with artificial respiration during 17 days. Dan. med. Bull. 1, 129–131 (1954).

BLATTNER, R. J.: The role of penicillin in the prevention of tetanus. J. Pediat. 66, 975–977 (1965).

BODMAN, R. I.: Diskussionsbemerkung. Lancet 2, 1234 (1954).

BÖHMER, D.: Änderung der Enzymaktivitäten im Serum bei Sportlern. Landarzt 43, 655–659 (1967).

BOHRER, S. P.: Spinal fractures in tetanus. Radiology 85, 1111–1116 (1965).

BOYD, J. S. K.: Tetanus in the African and European theatres of war. Lancet 1, 113–119 (1946).

BRODY, I. A., and M. A. HATCHER: Origin of increased serum creatine phosphokinase in tetanus. Arch. Neurol. (Chic.) 16, 89–93 (1967).

BROOKS, V. B., D. R. CURTIS, and J. C. ECCLES: The action of tetanus toxin on the inhibition of motor neurones. J. Physiol (Lond.) 135, 655–672 (1957).

BRUCE, D.: Tetanus. Analysis of 1458 cases, which occurred in home military hospitals during the years 1914–1918. J. Hyg. (Lond.) 19, 1–32 (1920/21).

BRÜCKE, F., H. KLUPP u. O. KRAUPP: Pharmakologische Eigenschaften des Hexamethylenbiscarbaminoylcholins (Imbretil) und anderer verwandter Polymethylenbiscarbaminoylcholine. Wien. klin. Wschr. 66, 260–262 (1954).

BRÜCKE, H., u. R. AIGNER: Hexamethylen-bis-carbaminoylcholinbromid (Imbretil) in der Therapie des Wundstarrkrampfes. Anaesthesist 4, 12 (1955).

—, u. H. REIS: Neostigmin als Antidot bei einem dekamethoniumartig wirkenden Relaxans (Imbretil). Anaesthesist 4, 170–171 (1955).

BÜCHERL, E. S.: Anwendungsmöglichkeiten der Sauerstoff-Überdruckbehandlung. Langenbecks Arch. klin Chir. 313, 641–651 (1965)

BUSILA, V. T., L. PETRICA, R. ALEXANDRESCU, M. GAROIU u. D. STANESCU: Zur Wirkung von Pyrrolidino-Methyl-Tetracyclin auf das Tetanustoxin. Z. Immun. Allergie-Forsch. 130, 242–251 (1966).

BYTCHENKO, B.: Geographical Distribution of Tetanus in the World, 1951–60. Bull. Wld. Hlth. Org. 34, 71–104 (1966).

CARBONE, T., u. E. PERRERO: Ueber die Aetologie des rheumatischen Tetanus. Zbl. Bakt., I. Abt. Orig. 18, 193–201 (1895).

CARBONERA, D., C. CORNAGLIA, G. DANIELI, E. DOMENICHINI e A. LOMBARDI: Comportamento del tetanico sottoposto a trattamento rianimatorio. Riv. Omnia med. ther. 18, 121–149 (1965).

—, e A. TARTARA: Contributo allo studio del tetanico sottoposto a respiratione automatica. Minerva anest. 32, 535–540 (1966).

CARLE, A., e G. RATTONE: Studio sullo etiologia del tetano. G. Accad. Med. Torino 32, 174 (1884); zit n. STIRNEMANN.

CAVALCA, G. G.: Experimentelle Myopathien nach Behandlung mit Prednisolon und Schilddrüsenpräparaten. Wien. klin. Wschr. 79, 308–313 (1967).

CHAUBEY, B. S.: Vertebral compression in tetanus. Proc. first intern. Conference on tetanus. Ed. J. C. PATEL, 226–234. Bombay: Raman 1965.

CHRISTENSEN, N. A., and D. L. THURBER: Clinical experience with tetanus: 91 cases. Proc. Mayo Clin. 32, 146–158 (1957).

CHRISTIAN, L., u. G. SCHLAG: Die Therapie des manifesten Tetanus mit intraarterieller Serumapplikation und Liquorpumpe, Tetracyn und vegetativer Blockade. Chirurg 87, 149–153 (1956).

CIACCHERI, G., e R. MADDALUNO: Comportamento dell'aldolasi nel siero di individui affetti da carbonchic e da tetano. Aggiorn. pediat. 12, 161–168 (1961).

CLAUBERG, G.: Erfolge und Mißerfolge der modernen Tetanusbehandlung. Zbl. Chir. 90, 2169–2181 (1965).

CLAUBERG, G., W. SCHNEIDER u. W. BRÄNDLE: Erfolgreiche Tetanusbehandlung mit Tetanus Hyperimmun-Humanglobulin und Valium. Med. Welt (Stuttg.) 18, 2811 bis 2813 (1967).

COLE, L.: Treatment of tetanus (Leserbrief). Brit. med. J. 2, 1099 (1953).

COLOMBO, J. P., R. RICHTERICH u. E. ROSSI: Serum-Kreatin-Phosphokinase: Bestimmung und diagnostische Bedeutung. Klin. Wschr. 40, 37–44 (1962).

McCOMB, J. A.: The prophylactic dose of homologous tetanus antitoxin. New Engl. J. Med. 270, 175–178 (1964).

COURMONT, J., et M. DOYON: Le tétanos: étiologie-pathogénie-diagnostic-pronostic-traitment. Paris: Bailliére 1899; zit. n. G. P. WRIGHT.

COWLESS, R. B., and N. B. NELSON: Studies on thermal sedation in suppression of the symptoms of tetanus toxin. Proc. Soc. exp. Biol. (N.Y.) 64, 220–224 (1947).

CRANDELL, D. L., and C. E. WHITCHER: Control of neuromuscular manifestations of severe systemic tetanus. J. Amer. med. Ass. 172, 15–19 (1960).

CREECH, O., A. GLOVER, and A. OCHSNER: Tetanus: Evaluation of treatment at Charity Hospital, New Orleans, Louisiana. Ann. Surg. 146, 369–381 (1957).

CURLING, T. B.: Treatise on Tetanus. Philadelphia 1837; zit. n. DREW.

DANIEL, T. M., L. G. SUHRLAND, and A. WEISBERGER: Supression of the anamnestic response to tetanus toxoid in man by chloramphenicol. New Engl. J. Med. 273, 367–369 (1965).

— — — Chemical studies of muscle contracture III. Change in glycogen content during shortening produced by tetanus toxin. J. biol. Chem. 82, 499–504 (1929).

—, and S. W. RANSON: The glycogen content of muscles in tetanus contracture. Proc. Soc. exp. Biol. (N.Y.) 26, 466 (1929).

DAVENPORT, H. K., S. W. RANSON, and E. STEVENS: Microscopic changes of muscle in myostatic contracture caused by tetanustoxin. Arch. Path. 7, 978–992 (1929).

DAWSON, D. M.: Leakage of enzymes from denervated and dystrophic chicken muscle. Arch. Neurol. (Chic.) 14, 321–325 (1966).

DAVENPORT, H. A., H. K. DAVENPORT, and S. W. RANSON: Chemical studies of muscle contracture I. The lactic acid content. J. biol. Chem. 79, 499–505 (1928).

DECKNER, K.: Die Bedeutung der sekundären Wund- und Narbenausschneidung bei ausgebrochenem Tetanus. Zbl. Chir. 12, 704–707 (1939).

DEINHART, W.: Die Behandlung des Tetanus mit Meprobamaten. Münch. med. Wschr. 105, 1210–1215 (1963).

DEVENS, K., u. P. SCHOSTOK: Zur neuzeitlichen Therapie des Tetanus. Chirurg 28, 253–257 (1957).

DIETZ, H., u. K. H. VAN DE WEYER: Venographische Untersuchungen bei Patienten mit Vena Cava-Kathetern. Anaesthesie u. Wiederbelebung Bd. 13, 179–188. K. LANG, R. FREY, M. HALMÁGYI, Infusionstherapie. Berlin-Heidelberg-New York: Springer 1966.

DREW, A. L.: Tetanus. Historical review of treatment. Neurology (Minneap.) 4, 449–469 (1954).

ECKMANN, L.: Tetanus, Prophylaxe und Therapie. Basel u. Stuttgart: Benno Schwabe & Co. 1960.

ECKSTEIN, M.: Zum Vorkommen von Clostridium tetani unter Zehennägeln. Dtsch. Gesundh.-Wes. 17, 1406–1408 (1962).

EDSALL, G.: Urticaria following tetanus toxoid. J. Amer. med. Ass. 151, 1464 (1953).

—, Excessive use of tetanus toxoid boosters. J. Amer. med. Ass. 202, 17–19 (1967).

ELLIS, M.: Human antitetanus serum in the treatment of tetanus. Brit. med. J. **5338**, 1123–1126 (1963).

ENGEL, A. G.: Electron microscopic observations in thyrotoxic and cortico-steroid-induced myopathies. Proc. Mayo Clin. **41**, 785–796 (1966).

ERIKSSON, E., and K. ULLBERG-OLSSON: Therapeutic value of human immune globulin in the treatment of tetanus. Proc. intern. Conference on tetanus. Ed. L. ECKMANN, 469–470. Bern-Stuttgart: Huber 1966.

EYRICH, K., B. AGOSTINI, A. SCHULZ, E. MÜLLER, H. NOETZEL, H. E. REICHEN-MILLER u. K. WIEMERS: Klinische und morphologische Beobachtungen von Skelettmuskelveränderungen beim Tetanus. Dtsch. med. Wschr. **92**, 530 bis 540 (1967).

FABER, K.: Die Pathogenese des Tetanus. Berl. klin. Wschr. **27**, 717–720 (1890).

FAWAZ, Y., and E. S. HAWA: Phosphocreatine content of mammalian cardiac muscle. Proc. Soc. exp. Biol. (N. Y.) **84**, 277–280 (1953).

FEARON, B., R. E. MACDONALD, C. SMITH, and D. MITCHELL: Airway problems in children following prolonged endotracheal intubation. Ann. Otol. (St. Louis) **75**, 975–986 (1966).

FEDINEC, A. A.: Absorption and distribution of tetanus toxin in experimental animals. Proc. intern. Conference on tetanus. Ed. L. ECKMANN, 169–175. Bern-Stuttgart: Huber 1966.

FEMI-PEARSE, D.: Experience with diazepam in tetanus. Brit. med. J. **1966/II**, 862–865.

FIROR, W. M., A. LAMONT, and H. B. SHUMACKER: Studies on the cause of death in tetanus. Ann. Surg. **111**, 246–274 (1940).

FRANK, H. M.: Beitrag zur Neuro-Histopathologie des Tetanus. Wien. med. Wschr. **105**, 612–613 (1955).

FRANKE, D.: Zur Pathophysiologie der Infusionsbehandlung beim Bewußtlosen. Langenbecks Arch. klin. Chir. **305**, 428–456 (1964).

GEIKLER, H., G. GMYREK u. W. WAGNER: Die moderne Behandlung des schweren Tetanus. Langenbecks Arch. klin. Chir. **300**, 287–305 (1962).

GERBER, H.: Aktivitätsbestimmungen von Serumenzymen in der Veterinär-medizin. Schweiz. Arch. Tierheilk. **106**, 478–491 (1964).

GLIESE, G. W.: Die Behandlung des Tetanus mit Muskelrelaxantien und künstlicher Hypothermie. Münch. med. Wschr. **101**, 48–49 (1959).

GÖPFERT, H., u. H. SCHAEFER: Über die Mechanik des Wundstarrkrampfes. Naunyn-Schmiedeberg's Arch. exp. Path. Pharmak. **197**, 93–122 (1941).

GOTTESBÜREN, H.: Vorbeugung und Behandlung des Wundstarrkrampfes unter besonderer Berücksichtigung der aktiven Immunisierung. Langenbecks Arch. klin. Chir. **195**, 250–272 (1939).

GRIESSER, G.: Über den Einfluß der Therapie auf die Prognose des Friedens-tetanus. Langenbecks Arch. klin. Chir. **284**, 119–124 (1956).

—, J. BARK u. W. MAYER: Klinische Erfahrungen in der Behandlung des schweren Tetanus mit hohen Antitoxindosen. Langenbecks Arch. klin. Chir. **301**, 455–459 (1962).

GRIFFITH, H. R., and G. E. JOHNSON: Use of curare in general anesthesia. Anesthesiology **3**, 418–420 (1942).

GROSS, E. G., J. D. DEXTER, and R. G. ROTH: Hypokalemic myopathy with myoglobinuria associated with licorice ingestion. New Engl. J. Med. **274**, 602–606 (1966).

GÜNTZ, E.: Die Bedeutung der Rückenstreckmuskulatur für die Entstehung von Wirbelkörperbrüchen durch Muskelzug im Starrkrampf (Tetanus-Cardiazolkrampf) einerseits und von Haltungskyphosen andererseits. Arch. orthop. Unfall-Chir. **41**, 64–77 (1942).

GUNN, D. R., and W. B. YOUNG: Myositis ossificans as complication of tetanus. J. Bone Jt Surg. 41, 535–540 (1959).

HAAS, R., R. THOMSSEN u. H. ROTH: Aktive Schnellimmunisierung gegen Tetanus. Dtsch. med. Wschr. 86, 2141–2144 (1961).

HAEGELE, U.: Die Behandlung des schweren Tetanus. Dissertation, Freiburg 1961.

HAID, B.: Die moderne Tetanustherapie. Ärztl. Prax. 11, 319–322 (1959).

— 3–5 Wochen andauernde Fluothane-Lachgas-Anästhesie zur Behandlung eines schwersten Tetanus. Z. prakt. Anästh. Wiederbeleb. 3, 175–183 (1968).

HALL, W. W.: The US Navy's war record with tetanus toxoid. Ann. intern. Med. 28, 298–308 (1948).

HARDEGREE, M. C., and L. W. WANNAMAKER: An electrophoretic study of the neurotoxin(s) of nine strains of Clostridium tetani. Proc. Soc. exp. Biol. (N.Y.) 118, 692–696 (1965).

HARTUNG, H., u. K. BARTSCH: Zur Therapie des Tetanus. Bruns' Beitr. klin. Chir. 213, 215–220 (1966).

HEINZEL, H. J.: Prophylaxe und Therapie der Tetanusinfektion. Therapiewoche 15, 498–501 (1965).

HENDERSON, E. D.: Surgical aspects of the treatment of tetanus. Proc. Mayo Clin. 32, 158–159 (1957).

HENDRICKSE, R. G., and P. M. SHERMAN: Tetanus in Childhood: Report of a therapeutic trial of Diazepam. Brit. med. J. 1966/II, 860–862.

HENTSCHEL, CH., u. G. CLAUBERG: Spätschäden nach überstandenem Tetanus. Zbl. Chir. 91, 1193–1197 (1966).

HESS, J. W., R. P. MacDONALD, R. J. FREDERICK, R. N. JONES, J. NEELY, and D. GROSS: Serum Creatine Phosphokinase (CPK) Activity in disorders of heart and skeletal muscle. Ann. intern. Med. 61, 1015–1028 (1964).

VAN HEYNINGEN, W. E.: The fixation of tetanus toxin by nervous tissue. J. gen. Microbiol. 20, 291–300 (1959).

— Chemical assay of the tetanus toxin receptor in nervous tissue. J. gen. Microbiol. 20, 301–309 (1959).

— Tentative identification of the tetanus toxin receptor in nervous tissue. J. gen. Microbiol. 20, 310–320 (1959).

— The fixation of tetanus toxin by ganglioside. J. gen. Microbiol. 24, 107–119 (1961).

HOLMDAHL, M. H., and L. THORÉN: The metabolic rate in Tetanus. Acta chir. scand. 107, 335–340 (1954).

HOLZER, H.: Die Behandlung des Tetanus mit künstlicher Hibernation. Anaesthesist 3, 172–174 (1954).

HOPPE, G.: Die versorgungsrechtliche Bedeutung einer Einführung der aktiven Tetanusimmunisierung. Chirurg 23, 353–357 (1952).

HOSSLI, G.: Die symptomatische Behandlung des schweren Tetanus. Langenbecks Arch. klin. Chir. 284, 102–109 (1956).

— Moderne Tetanusbehandlung. Wien. med. Wschr. 114, 227–232 (1964).

HOUGS, W., u. E. W. ANDERSEN: Untersuchungen über die Wirkung verschiedener Substanzen auf den lokalisierten Tetanus bei Kaninchen. Anaesthesist 3, 219 (1954).

— — Untersuchungen über die Wirkung des Atosils, des Promethazins und des Chlorpromazins auf lokalen Tetanus am Kaninchen. Anaesthesist 3, 174–175 (1954).

v. HUMBOLDT, A., bearb. v. H. HAUFF: Reise in die Aequinoctial-Gegenden des neuen Continents. Stuttgart: J. G. Cotta 1859–1860.

HUMPHREY, G. M.: Cases of tracheotomy; in laryngitis, foreign body and in tetanus. London M.A.J. 4, 158 (1856), zit. n. DREW.

ILLIUTOVICH, A. I. U.: Studies on the structure of tetanus toxin by means of a diffusion gel precipitation method. Zh. Mikrobiol. (Mosk.) 32, 76–80 (1961).
— Simple method for increasing the toxigenic and immunogenic properties of strains of Clostridium tetanis cultivated in the bodies of laboratory animals. Zh. Mikrobiol. (Mosk.) 33, 123–126 (1962), zit. n. REGAMEY.
JANTSCH, M.: Daniel Bovet. Wien. med. Wschr. 108, 205–206 (1958).
— Curare und Tetanus. Wien. med. Wschr. 108, 955–957 (1958).
JENKINS, M. T., and N. R. LUHN: Active management of tetanus. Anesthesiology 23, 690–709 (1962).
JUNGMANN, K.: Der akute Herz-Kreislaufstillstand beim Tetanus. Zbl. Chir. 90, 345–361 (1965).
KABAT, E. A.: Uses of Hyperimmune human gamma globulin. New Engl. J. Med. 269, 247–254 (1963).
KARG: Die Behandlung des Tetanus mit Curare. Langenbecks Arch. klin. Chir. 29, 338–350 (1883).
KARITZKY, B.: Acidose bei Tetanus. Langenbecks Arch. klin. Chir. 260, 1–15 (1948).
KILLIAN, H.: Über Tetanusbehandlung. Dtsch. med. Wschr. 76, 408–410 (1951).
KITASATO, S.: Über den Tetanusbazillus. Z. Hyg. Infekt.-Kr. 7, 225–233 (1889).
KOBAN, R.: Klinische Beobachtungen zur intralumbalen Verabreichung von Glukokorticoiden bei Tetanus. Wien. med. Wschr. 115, 1087–1088 (1965).
KOCH, W.: Tetanus und Tetanusschnellimmunisierung. Zbl. Chir. 92, 2799–2804 (1967).
—, u. J. WILDE: Manifester Tetanus und intralumbale Prednisoloninjektion. Dtsch. Gesundh.-Wes. 22, 410–414 (1967).
KÖLE, W.: Beobachtungen und klinische Erfahrungen an 372 Tetanusfällen. Langenbecks Arch. klin. Chir. 269, 37–45 (1951).
KOOTZ, F.: Der heutige Stand des Tetanusproblems. Med. Welt (Stuttg.) 27, 1395–1402 (1963).
KOSTRUBIAK, W., and J. M. HOWARD: The protective effect of aldosterone against the toxin of Clostridium tetani. Surg. Gynec. Obstet. 121, 59–62 (1965).
KRAUT, J. J.: Passive Immunization with human serum Tetanus antitoxin. Ann. Allergy 20, 198–200 (1962).
KRECH, U.: Behandlung der experimentellen Tetanusinfektion mit Toxoid. Z. Immun.-Forsch. 106, 241–248 (1949).
KRYZHANOVSKYI, G. N.: The neural pathway of toxin. Proc. intern. Conference on tetanus. Ed. L. ECKMANN, 155–168. Bern-Stuttgart: Huber 1966.
KUCHER, R.: Muskelrelaxantien in der Behandlung des schweren Tetanus. III. Int. Fortbildungskurs f. klin. Anaesthesiolog., Wien 1967, 55–66.
KÜMMELL: Wundinfektion, insbesondere Wundstarrkrampf und Gasbrand (Verhütung durch primäre Wundversorgung). Kriegschirurg. Hefte, Bruns' Beitr. klin. Chir. I, 421–439 (1915).
— Die Erfolge der Schutzimpfung gegen Wundstarrkrampf. Berl. klin. Wschr. 53, 414–417 (1916).
KÜSTNER, W., A. PAETZEL u. J. WEINREICH: Veränderungen der Kreatinphosphokinase-Aktivität im Serum bei körperlicher Belastung. Med. Klin. 61, 1858–1863 (1966).
KUNTZEN, H.: Über gehäufte Tetanuserkrankungen in der letzten Phase des Krieges und über die Behandlung des Tetanus mit Anatoxin (Tetanus-Formol-Toxoid). Chirurg 17, 157–160 (1947).
KUSCHINSKY, G., u. H. LÜLLMANN: Kurzes Lehrbuch der Pharmakologie. Stuttgart: Thieme 1966.
LÄWEN, A.: Experimentelle Untersuchungen über die Möglichkeit, den Tetanus mit Curarin zu behandeln. Mitt. Grenzgeb. Med. Chir. 16, 802–825 (1906).

LANDES, G., P. KUMMER u. A. OTT: Zur aktuellen Therapie des Tetanus. Münch. med. Wschr. **101**, 49–51 (1959).

LANGENBECK: Ueber Tetanus. Med. Rdsch. (Mainz) **3**, 90–95 (1862).

LASSEN, H. C. A., M. BJØRNEBOE, B. IBSEN, and F. NEUKIRCH: Treatment of tetanus with curarisation, general anaesthesia, and intratracheal positive-pressure ventilation. Lancet **2**, 1040–1044 (1954).

—, E. HENRIKSEN, F. NEUKIRCH, and H. S. KRISTENSEN: Treatment of tetanus. Severe bone marrow depression after prolonged nitrous oxide anesthesia. Lancet **I**, 527–530 (1956).

LAURENCE, D. R., G. EVANS, and J. W. G. SMITH: Prevention of tetanus in the wounded. Brit. med. J. 1966/I, 33–34.

—, and R. A. WEBSTER: Pathologic Physiology, pharmacology and therapeutics of tetanus. Clin. Pharmacol. Ther. **4**, 36–72 (1963).

LAURENCE, M., L. B. HOLT, C. E. GRAHAM, and G. L. W. BONNEY: Prophylaxis against tetanus: An investigation into efficiency of a method. J. clin. Path. **18**, 23–26 (1965).

LAWRENCE, J. R., and. M. J. W. SANDO: Treatment of severe tetanus. Brit. med. J. 1959/II, 113–117.

LEWIS, R. A., R. S. SATOSKAR, G. G. JOAG, B. T. DAVE, and J. C. PATEL: Cortisone and Hydrocortisone given parenterally and orally in severe tetanus. J. Amer. med. Ass. **156**, 479–484 (1954).

LEXER, E.: Lehrbuch d. allgemeinen Chirurgie. Stuttgart: Enke 1910.

LOEWE, O.: Theorie und Praxis in der Tetanusprophylaxe. Med. Welt (Berl.) **19**, 645–649 (1937).

LUNDSGAARD-HANSEN, P.: Sauerstoffversorgung und Säure-Basenhaushalt in tiefer Hypothermie. Anaesthesiologie u. Wiederbelebung Bd. 12. Berlin-Heidelberg-New York: Springer 1966.

—, H. STIRNEMANN u. R. RICHTERICH: Serumenzymveränderungen bei klinischem und experimentellem Tetanus. Helv. chir. Acta **33**, 5–8 (1966).

MARZANI, P. C.: Comportamento di alcune attività sieroenzimatiche dell'infezione tetanica. Minerva med. **58**, 475–478 (1967).

MATVEEV, K. I., et T. I. SERGEEVA: Epidémiologie et prophylaxie du tétanos en URSS. Bull. Org. mond. Santé **32**, 217–223 (1965).

MAURATH, J., E. KIRCHNER u. D. FRANKE: Über eine Komplikationsmöglichkeit bei der Behandlung des Tetanus mit hohen Antitoxindosen Med. Welt (Stuttg.) **1960**, 431.

MAYER, J. B.: Ueber den Nachweis und die Verbreitungsweise der Tetanusbazillen im menschlichen und tierischen Organismus. Zbl. Bakt., I. Abt. Orig. **139**, 137–151 (1937).

MAYRHOFER, O., R. KUCHER u. F. CHOTT: Moderne Aspekte in der Tetanusbehandlung. Wien. klin. Wschr. **76**, 469–476 (1964).

MELLANBY, J., and W. E. VAN HEYNINGEN: Biochemical research on the mode of action of tetanus toxin. Proc. intern. Conference on tetanus. Ed. L. ECKMANN, 177–187. Bern-Stuttgart: Huber 1966.

MEYERHOF, M.: Über den „Papyrus Edwin Smith", das älteste Chirurgiebuch der Welt. Dtsch. Z. Chir. **231**, 645–690 (1931).

MINCSEV, M.: Die Tetanus-Therapie in Ungarn. Zbl. Chir. **82**, 17–27 (1957).

MØLLER, B., and H. S. KRISTENSEN: On treatment of tetanus. Acta med. scand. **177**, 1–6 (1965).

MÖRL, F.: Die Behandlung des Tetanus. Zbl. Chir. **87**, 1824–1825 (1962).

— Grundsätzliche Fragen der Behandlung des Tetanus. Zbl. Chir. **89**, 433–435 (1964)

MOLLARET, P.: Zur aktuellen Therapie des Tetanus. Münch. med. Wschr. **101**, 51–53 (1959).

—, R. BASTIN, B. DAMOISEAU, M. GOULON, J. J. POCIDALO et M. RAPIN: Le traitement héroique du tétanos gravissime. Presse méd. **63**, 1413–1416 (1955).

MONTANT, R., et G. MOTTIRONI: Réflexions à propos de quelques cas de tétanos. Schweiz. med. Wschr. **85**, 108–111 (1955).

MONTGOMERY, R. D.: The cause of death in tetanus. W. Indian med. J. **10**, 84–102 (1961).

MORGENROTH, J.: Zur Kenntnis des Tetanus des Frosches. Arch. int. Pharmacodyn. **7**, 265–272 (1900).

MÜHLBAUER, H.: Klinischer Beitrag zur Periston-N-Behandlung beim Tetanus. Münch. med. Wschr. **94**, 2486–2487 (1952).

MÜLLER, T.: Ueber das Vorkommen von Tetanussporen in Erd- und Schuttproben, sowie in Wundausschneidungen in Wien. Wien. med. Wschr. **104**, 645–647 (1954).

MULLAN, D., and V. DUBOWITZ: Serum-Enzymes in diagnosis of tetanus. Lancet **2**, 505–506 (1964).

NATION, N. S., N. F. PIERCE, S. J. ADLER, R. F. CHINNOCK, and P. F. WEHRLE: Tetanus – the use of human hyperimmune globulin in treatment. Calif. Med. **98**, 305–307 (1963).

NEUMANN, H.: Zur Tetanusbehandlung. Chirurg **33**, 98–101 (1962).

NICOLAIER, A.: Über infectiösen Tetanus. Dtsch. med. Wschr. **10**, 842–844 (1884).

NISHIDA, S.: Biological properties and toxigenicity of Clostridium tetani. Proc. intern. Conference on tetanus. Ed. L. ECKMANN, 111–120. Bern-Stuttgart: Huber 1966.

NISHIURA, Y.: Über die Wirkung des Tetanusserums bei der spezifischen Intoxikation und Infektion. Zbl. Bakt., I. Abt. Orig. **113**, 454–468 (1929).

PASCALE, L. R., R. J. WALLYN, S. GOLDFEIN, and S. H. GUMBINER: Treatment of tetanus by hyperbaric oxygenation. J. Amer. med. Ass. **189**, 408–410 (1964).

PATEL, J. C., P. L. GOODLUCK, S. S. SHESHIA, and D. H. DESHPANDE: Morbid anatomical lesions in tetanus. Proc. first intern. Conference on tetanus. Ed. J. C. PATEL, 303–316. Bombay: Raman 1965.

—, and G. C. JOAG: Grading of tetanus to evaluate prognosis. Indian. J. med. Sci. **13**, 834–840 (1959).

—, and B. C. MEHTA: Serum requirements in tetanus. Principles on tetanus. Proc. intern. Conference on tetanus. Ed. L. ECKMANN, 471–483. Bern-Stuttgart: Huber 1966.

— —, and P. L. GOODLUCK: Tetanus: Experience with 4718 cases. Proc. first intern. Conference on tetanus. Ed. J. C. PATEL, 1–32. Bombay: Raman 1965.

— —, B. H. NANAVATI, A. K. HAZRA, S. S. RAO, and C. S. SWAMINATHAN: Role of serum therapy in tetanus. Lancet **1**, 740–743 (1963).

PATEL, A. A., and S. S. RAO: Serum aldolase in tetanus. Amer. J. med. Sci. **251**, 290–296 (1966).

PELLEGRINO, C., and C. FRANZINI: An electron microscope study of denervation atrophy in red and white skeletal muscle fibers. J. Cell Biol. **17**, 327–349 (1963).

PELLOJA, M.: Toxine tétanique et période d'incubation du tétanos expérimental. Rev. Immunol. (Paris) **14**, 123–136 (1950).

PÉREZ, L. R.: El electrocardiograma en los tetanicos. Rev. esp. Cardiol. **13**, 114–124 (1960).

Perlstein, M. A., M. D. Stein, and H. Elam: Routine treatment of tetanus. J. Amer. med. Ass. 173, 1536–1541 (1960).

—, M. Turner, and H. Elam: Electromyographic observations in patients with tetanus: With special reference to the effect of drugs. Arch. phys. Med. 39, 283–289 (1958).

—, and A. Weinglass: Fatal effects of prolonged complete curarization. Amer. J. Dis. Child. 67, 360–364 (1944).

Permin, C.: Experimentelle und klinische Untersuchungen über die Pathogenese und Therapie des Starrkrampfes. Mitt. Grenzgeb. Med. Chir. 27, 1–71 (1914).

Peterson, H. J.: A case of tetanus in spite of active toxoid prophylaxis. Acta chir. scand. 129, 235–237 (1965).

Pillemer, L., and D. H. Moore: The spontaneous conversion of crystaline tetanal toxin to a floculating atoxic dimer. J. biol. Chem. 173, 427–428 (1948).

—, and W. B. Wartman: The clinical behavior, incubation period and pathology of tetanus induced in white swiss mice by injection of crystalline tetanal toxin. J. Immunol. 55, 277–281 (1947).

—, R. Wittler, and D. B. Grossberg: The isolation and crystallization of tetanal toxin. Science 103, 615–616 (1946).

Piringer, W.: Über den Nachweis von Tetanusbazillen im Herzblut und in der Milz. Zbl. Bakt., I. Abt. Orig. 141, 375–379 (1938).

Potondi, A., u. O. Pribilla: Tödliche Komplikationen bei Tracheotomie. Dtsch. Z. ges. gerichtl. Med. 58, 40–49 (1966).

Poulsen, H.: Hyperbare Sauerstoff-Therapie. Anaesthesist 14, 115–125 (1965).

Ranson, S., and S. W. Ranson: Recovery from myostatic contracture caused by tetanus toxin. Arch. Path. 7, 949–954 (1929).

Ranson, S. W.: Local tetanus. A study of muscle tonus and contracture. Arch. Neurol. Psychiat. (Chic.) 20, 663–701 (1928).

—, and H. H. Dixon: The elasticity and ductility of muscles in the myostatic contracture caused by tetanus toxin. Amer. J. Physiol. 86, 312–319 (1928).

—, and A. W. Morris: Studies on muscle tonus. V. Tetanus contracture. J. comp. Neurol. 42, 99–111 (1926–27).

—, and C. F. Sams: A study of muscle in contracture: The permanent shortening of muscles caused by tenotomy and tetanus-toxin. J. Neurol. Psychopath. 8, 304–320 (1928).

Rapin, M., et P. Amstutz: Epidemiologie et Prophylaxie du Tetanos. Ref.: Sem. méd. (Paris) 1964, 376–378.

Rathcke, L.: Bakteriologische Wunduntersuchungen, ein Beitrag zur Frage der Tetanusprophylaxe. Zbl. Chir. 17, 755–762 (1940).

Regamey, R. H.: The metabolism of Pl. tetanis and its relations to prophylactic and therapeutic agents. Proc. intern. Conference on tetanus. Ed. L. Eckmann, 121–136. Bern-Stuttgart: Huber 1966.

—, u. H. J. Schlegel: Betrachtungen zur Sero- bzw. Anatoxinprophylaxe des Tetanus. Schweiz. med. Wschr. 80, 919–920 (1950).

Reichelt, A.: Pathomorphologische Beobachtungen nach Anwendung des sog. Vena Cava-Katheters. Anaesthesie u. Wiederbelebung, Bd. 13, 173–178. K. Lang, R. Frey, M. Halmágyi, Infusionstherapie. Berlin-Heidelberg-New York: Springer 1966.

Rosenbach: Zur Ätiologie des Wundstarrkrampfes beim Menschen. Langenbecks Arch. klin. Chir. 34, 306–317 (1887).

Rossi, E., A. Bodmer, M. Bettex, A. Bühlmann, P. Luchsinger u. K. Graf: Curare, „Hibernation“ und künstliche Beatmung während mehrerer Wochen zur Behandlung eines schweren Tetanus. Schweiz. med. Wschr. 84, 1329–1331 (1954).

ROSTOCK, P.: Wert und Gefahren der prophylaktischen Tetanusschutzimpfung. Langenbecks Arch. klin. Chir. **197**, 820–847 (1940).

ROTH, F.: Erfahrungen mit Lachgas in der Behandlung der Hyperthermie. Anaesthesist **12**, 236–241 (1963).

ROWSON, K. E. K.: The action of tetanus toxin in frogs. J. gen. Microbiol. **25**, 315–329 (1961).

RUBBO, S. D., and J. C. SURI: Passive immunization against tetanus with human immune globulin. Brit. med. J. 1962/II, 79–86.

RUBINSTEIN, H. M.: Studies on human tetanus antitoxin. Amer. J. Hyg. **76**, 272–292 (1962).

RÜGHEIMER, E.: Behandlung und Prognose des Wundstarrkrampfes. Z. prakt. Anästh. Wiederbeleb. **1**, 175–186 (1966).

— Tetanus. „Die Schwester" **6**, 20–24 (1967).

RUILE, K., u. P. SALZMANN: Der Tetanus in Hessen. Chirurg **35**, 49–53 (1964).

SABAWALA, P. B., and J. B. DILLON: On the action of Imbretil in isolated human intercostal muscle. Anesthesiology **22**, 569–572 (1961).

SAEGESSER, M.: Der heutige Stand der Tetanusbehandlung unter besonderer Berücksichtigung der Magnesiumsulfattherapie. Ergebn. Chir. Orthop. **26**, 1–62 (1933).

SAFAR, P., and H. G. KUNKEL: Prolonged artificial ventilation Respiratory Therapy. Oxford: Blackwell Scientific Publications **1**, 93–137 (1965).

SALENSTEDT, C. R., and M. O. TIRUNARAYANAN: Purification of tetanus toxin with the aid of sephadex gels. Z. Immun.-Forsch. **130**, 190–196 (1966).

SALZMANN, P.: Nierenkomplikationen bei Behandlung der Tetanuserkrankung mit hohen Serumdosen. Mschr. Unfallheilk. **66**, 470–473 (1963).

SAUER, E.: Beitrag zur Frage der Tetanustherapie. Dissertation Erlangen 1941.

SCHARIZER, E.: Zur aktiven Tetanusschutzimpfung. Klin. Med. (Wien) **14**, 29–34 (1959).

SCHERER, F., F. DICKGIESSER u. K. F. ALBRECHT: Zur Tetanus-Simultanimpfung. Ein experimenteller Beitrag. Chirurg **30**, 251–260 (1959).

SCHMIDT, H.: Die aktive Immunisierung gegen Tetanus. Behringwerke-Mitteilungen **25**, 9–60 (1952).

SCHMIDT, R.: Über das Vorkommen von Tetanuskeimen im Boden des Kaiserstuhls. Veröffentl. aus d. Gebiet d. Heeres-San.-Wes. **105**, 168–181 (1938).

SCHOBER, K. L.: Klinische und serologische Untersuchungen zur simultanen Tetanusprophylaxe. Langenbecks Arch. klin. Chir. **284**, 131–133 (1956).

SCHÖNBAUER, H. R.: Zum Tetanusproblem. Klin. Med. (Wien) **18**, 250–251 (1963).

SCHRÖDER, R., D. KETTLER u. J. STOFFREGEN: Erste Erfahrungen über Langzeitbehandlung von Tetanuspatienten mit hohen Thalamonaldosen. Anaesthesist **14**, 23 (1965).

SCHUBERT, R.: Neue Wege der Entgiftung durch Infusionen niedermolekularer Kolloidfraktionen. Dtsch. med. Wschr. **73**, 551–553 (1948).

— Ergebnisse einer neuartigen Therapie des schweren Tetanus mit niedermolekularen Polyvinylpyrrolidon. Dtsch. med. Wschr. **79**, 179–189 (1954).

— Larvierte Formen des Tetanus in der inneren Medizin und ihre Behandlungsmöglichkeiten. Langenbecks Arch. klin. Chir. **284**, 116–119 (1956).

SCHUMANN, H. D., u. H. HACHE: Ein Tetanus-Todesfall nach aktiver Schnellimmunisierung. Dtsch. Gesundh.-Wes. **22**, 1935–1936 (1967).

SEITELBERGER, F., u. E. SLUGA: Morphologische Aspekte der Muskelerkrankungen. Wien. klin. Wschr. **79**, 622–630 (1967).

SEYFFERT, W., u. D. WILBRANDT: Wirksame intralumbale Prednisolonbehandlung des Wundstarrkrampfes. Dtsch. med. Wschr. **89**, 1218–1219 (1964).

SHIRKEY, H. C.: Tetanus immune globulin (human) in prophylaxis against tetanus. J. Pediat. 67, 643–646 (1965).

SMITH, I. W. G.: Penicillin in prevention of tetanus. Brit. med. J. 1964/II, 1293–1296.

SMITH, J. W. G.: Experimental studies of tetanus prophylaxis. Proc. roy. Soc. Med. 58, 226–227 (1965).

SMOLENS, J., A. B. VOGT, M. N. CRAWFORD, and J. STOKES: The persistence in the human circulation of horse and human tetanus antitoxins. J. Pediat. 59, 899–902 (1961).

SONNTAG, E.: Die bisherigen Erfahrungen über den Wundstarrkrampf in dem jetzigen Kriege. Ergebn. Chir. Orthop. 10, 1–100 (1918).

SPATH, F.: Erfahrungen der Grazer Klinik zur Tetanusfrage. Langenbecks Arch. klin. Chir. 284, 109–113 (1956).

SPIEGEL, N.: Beiträge zur Lehre vom Tetanus. Veröffentl. Kriegs- u. Konstitutionspathol. Jena: Gustav Fischer 1922. 3. Bd. H. 2/3.

STEAD, A. L., G. H. BUSH, and F. ROTH: A severe case of tetanus showing interesting features. Brit. J. Anaesth. 34, 49–56 (1962).

STEMMLER, W.: Die wachsartige Degeneration der Muskulatur bei Infektionskrankheiten. Virchows Arch. path. Anat. 216, 57–77 (1914).

STIRNEMANN, H.: Tetanus. Bern-Stuttgart: Huber 1966.

—, u. L. BÜCHLER: Die therapeutische Wirksamkeit von homologem Serum bei manifestem Tetanus. Chirurg 33, 296–297 (1962).

TAMMISTO, T., and M. AIRAKSINEN: Increase of creatine kinase activity in serum as sign of muscular injury caused by intermittently administered suxamethonium during halothane anaesthesia. Brit. J. Anaesth. 38, 510–515 (1966).

THOMAS, P. K., Gesamtherausgeber: D. N. BARON, N. COMPSTON, and A. M. DAWSON: Chapter 2: Diseases of muscle. Recent Advances in Medicine, fifteenth Edition. London: J. & A. Churchill Ltd. 1968.

TILLMANN, A.: Diskussionsbemerkung. Helv. chir. Acta 29, 255–256 (1962).

TIZZONI, G., u. G. CATTANI: Ueber das Tetanusgift. Zbl. Bakt., I. Abt. Orig. 8, 69–73 (1890).

TURPIN, A., et M. RAYNAUD: La toxine tétanique. Ann. Inst. Pasteur 97, 718–732 (1959).

TZAMALUKAS, G.: Tetanuserkrankung durch Elbwasser und ihre Prophylaxe. Zbl. Chir. 80, 293–301 (1955).

VAISHNAVA, H., R. K. GOYAL, C. N. NEOGY, and G. P. MATHUR: A controlled trial of antiserum in the treatment of tetanus. Lancet II, 1371–1373 (1966).

—, M. N. PASSEY, C. N. NEOGY, S. C. GUPTA, N. S. DIXIT, and N. ARORA: Clinical study of tetanus in Delhi for a period of 32 months. Proc. first intern. Conference on tetanus. Ed. J. C. PATEL, 33–35. Bombay: Raman 1965.

VAKIL, B. J., S. N. IYER, A. TULPULE, A. J. MEHTA, and T. H. TULPULE: Observations on the aetiology and prognosis of tetanus. J. Indian med. Ass. 42, 203–212 (1964).

—, J. M. MOKASHI, T. H. TULBULE, S. J. SHAH, B. B. GAITONDE, J. KAZI, and N. L. CHABRIA: Cardio-circulatory disturbances in tetanus. A clinico experimental study. Proc. first intern. Conference on tetanus. Ed. J. C. PATEL, 255–276. Bombay: Raman 1965.

VERONESI, R.: Clinical observations on 712 cases of tetanus subject to four different methods of treatment: 18,2 % mortality rate under a new method of treatment. Amer. J. med. Sci. 232, 629–647 (1956).

— Antibiotics versus antitetanic serum in the prevention of human tetanus. Proc. intern. Conference on tetanus. Ed. L. ECKMANN, 417–4 21. Bern-Stuttgart: Huber 1966.

Voss, R., H. R. Schoen, L. Körner, H. L'Allemand u. L. Grabow: Therapie des Tetanus unter Verwendung von menschlichem Tetanus-Antitoxin in Form von Gamma-Globulin (Tetanus-Hyperimmunglobulin). Münch. med. Wschr. **107**, 854–857 (1965).

Vogel, W.: Über die Langzeitbehandlung mit Fentanyl und Dehydrobenzperidol. Anaesthesiologie u. Wiederbelebung Bd. 18, 87–89. Berlin-Heidelberg-New York: Springer 1966.

Wagner, W., G. Gymrek u. H. Geikler: Zur Prognose des Tetanus in den Jahren 1920–1959. Zbl. Chir. **86**, 2483–2486 (1961).

Waser, P. G.: Die cholinergischen Receptoren der Muskelendplatten. Pflügers Arch. ges. Physiol. **274**, 431–446 (1962).

— Die Pharmakologie der Calebassenalkaloide. Bull. schweiz. Akad. med. Wiss. **22**, 486–500 (1966).

Webster, R. A., and D. A. Laurence: The effect of antitoxin on fixed and free toxin in experimental tetanus. J. Path. Bact. **86**, 413–420 (1963).

Wechsler, W., u. H. Hager: Elektronenmikroskopische Befunde am atrophischen quergestreiften Skelettmuskel der Ratte nach Nervdurchtrennung. Naturwissenschaften **47**, 185–186 (1960).

Wehrle (Kabat, E. A.): als pers. Mitteilung zitiert: Uses of hyperimmune human gamma globulin. New Engl. J. Med. **269**, 247–254 (1963).

Weiser, P., u. H. Bünte: Über den Wandel des Tetanus. Anaesthesist **14**, 236–242 (1965).

Weisschedel, E.: Die Bindung des Tetanustoxins im Organismus. Langenbecks Arch. klin. Chir. **284**, 138–140 (1956).

Weller, E.: Über die regionale Verschiedenheit des Tetanusvorkommens, ihre Erklärung und Bedeutung für die Tetanusprophylaxe. Dtsch. med. Wschr. **73**, 228–231 (1948).

Werner, H.: Muskelstoffwechsel und Lähmungen bei Kaliumintoxikation. Med. Klin. **61**, 365–369 (1966).

West, R.: The Pharmacology and therapeutics of Curare and its constituents. Proc. roy. Soc. Med. **28**, 41–54 (1935).

— Intravenous curarine in the treatment of tetanus. Lancet 1/**1936**, 12.

Westerdorf, W.: Papyrus Edwin Smith. Hubers Klassiker der Medizin und der Naturwissenschaften, Bd. IX. Bern-Stuttgart: Huber 1966.

Wiemers, K.: Indikationen zur Langzeitbeatmung. Anaesthesiologie u. Wiederbelebung Bd. 27, 19–41. Berlin-Heidelberg-New York: Springer 1968.

Wiesendanger, M.: Elektromyographischer Beitrag zur Differentialdiagnose der proximalen Muskelschwäche. Schweiz. med. Wschr. **96**, 813–817 (1966).

Wilde, J., u. W. Koch: Zur gegenwärtigen Problematik des Wundstarrkrampfes. Bruns' Beitr. klin. Chir. **216**, 56–66 (1968).

Willis, A. T.: Anaerobic Bacteriology in Clinical Medicin. London 1964 (2. Aufl.).

Wilson, G., and A. D. Care: Nutrition and fluid and electrolyte balance during treatment of tetanus. Lancet I, 1303–1304 (1955).

Wilson, P., F. I. R. Martin, and P. M. Last: Bone marrow depression in tetanus. Lancet 2, 442–443 (1956).

Winkelbauer, A.: Über Prophylaxe und Therapie des Tetanus. Wien. klin. Wschr. **74**, 605–608 (1962).

Wisbaum, K.: Histopathologische Nerven- und Muskeluntersuchungen eines Tetanusfalles. Dtsch. Z. Nervenheilk. **80**, 75–86 (1923).

Wollenberger, A.: On the energy-rich phosphate supply of the failing heart. Amer. J. Physiol. **150**, 733–745 (1947).

Wolters, K. L., u. E. Fischoeder: Über die Bindung von Tetanustoxin an Hirnsubstanz ohne und nach Vorbehandlung mit Tetanustoxoid. Z. Hyg. Infekt.-Kr. **139**, 541–544 (1954).

Woolmer, R., and I. E. Cates: Succinylcholine in the treatment of tetanus. Lancet **1952**, 808–809.

Woziwodzki, G., u. R. Grässer: Der Antitoxintiter im menschlichen Blut nach überstandenem Wundstarrkrampf sowie nach aktiver Schutzimpfung. Chirurg **37**, 97–100 (1966).

Wrbitzky, R., u. W. Vogel: Zur Technik der infraklavikulären Punktion der Vena subclavia und Indikation des Subclaviakatheters. Z. prakt. Anästh. Wiederbeleb. **2**, 120–128 (1967).

Wright, E. A., R. S. Morgan, and G. P. Wright: The site of action of the toxin in local tetanus. Lancet **2**, 316–319 (1952).

Zacks, S. I., J. A. S. Hall, and M. F. Sheff: Studies on tetanus IV. Intramitochondrial dense granules in skeletal muscle from human cases of tetanus intoxication. Amer. J. Path. **48**, 811–822 (1966).

—, and M. F. Sheff: Studies on tetanus toxin. J. Neuropath. exp. Neurol. **23**, 306–323 (1964).

— — Studies on tetanus toxin. Acta neuropath. (Berl.) **4**, 267–277 (1965).

Züst, B.: Die Simultanprophylaxe gegen Tetanus mit Tetanusimpfstoff und humanem Anti-Tetanus-Globulin. Z. Immun.-Allergie-Forsch. **132**, 261–276 (1967).